Le jeûne intermittent et le régime hépato-détox

Comment perdre du poids rapidement, brûler les graisses, détoxifier votre corps et déborder d'énergie grâce au nettoyage de votre foie

Déborah Cohen

Avis de non-responsabilité

Veuillez noter que les informations contenues dans ce livre sont uniquement destinées à des fins éducatives et de divertissement. Tous les efforts ont été faits pour présenter des informations précises, actuelles, fiables et complètes. Aucune garantie de quelque nature que ce soit n'est donnée ou impliquée. Les lecteurs reconnaissent que l'auteur n'a pas pour vocation d'imposer ses croyances, mais plutôt de fournir des informations.

Sommaire

Introduction 9

  Tension artérielle... 11

  Problèmes cardiaques.. 11

  Accident vasculaire cérébral 12

  Apnée du sommeil 12

Chapitre 1 : Approfondir vos connaissances pour mieux comprendre le jeûne intermittent 17

  Qu'est-ce que le jeûne intermittent ?................ 17

  Comment fonctionne le jeûne intermittent ? 20

  Histoire du jeûne 21

  Avantages du jeûne intermittent...................... 25

  Est-ce un régime économique ? 26

  Ce qui arrive à votre corps pendant le jeûne 27

  Comprendre le jeûne par la science 27

  Quels sont les types de jeûne ?......................... 29

  Bienfaits pour la santé 36

  Comment les experts recommandent-ils de pratiquer le jeûne intermittent ?......................... 37

  Le rôle des corps cétoniques et de la cétose........ 38

Chapitre 2 : Types de jeûne intermittent et comment se préparer pour chacun d'eux 43

  Types de jeûne.. 43

  Jeûner un jour sur deux..................................... 51

  Combien de poids pouvez-vous perdre en jeûnant un jour sur deux ?............................... 52

  Le jeûne de 24 heures.. 53

Y a-t-il des risques ? 54

La nutrition pour chaque type de jeûne 54

Le jeûne intermittent et la stéatose hépatique 58

Le jeûne intermittent et le foie gras 61

Chapitre 3 : Se préparer à commencer le jeûne **65**

Gérer la faim émotionnelle 73

Conseils pour vous aider à gérer la faim 77

Exercice et recommandations 83

Chapitre 4 : Le jeûne intermittent peut-il aider à

nettoyer le foie ? **87**

Ce que vous pouvez faire 90

Symptômes d'un foie gras et rempli de toxines 92

Diagnostic de la stéatose hépatique 95

Les aliments toxiques que vous mangez quotidiennement

.... 98

Remèdes maison 107

Régime alimentaire en cas de stéatose hépatique 108

Chapitre 5 : Nettoyage de l'intestin et pourquoi vous

vivez avec des problèmes d'estomac constants **111**

Qu'y a-t-il dans un intestin qui n'a pas été entretenu ? . 111

Avec quoi dois-je nettoyer mon côlon si je veux me sentir

mieux ? 112

Quel indicateur puis-je utiliser pour déterminer que je

souffre du côlon ? 114

L'importance du nettoyage du côlon 115

Comment doit-on nettoyer le côlon ? 117

Les avantages du nettoyage du côlon 120

Les premières étapes avant un nettoyage.................... 122

Comment nettoyer et maintenir une bonne alimentation

et le jeûne... 127

Chapitre 6 : Les calculs biliaires, ces ennemis douloureux

.... **135**

Bile.. 136

Symptômes des calculs biliaires............................ 138

Traitement.. 143

Calculs du canal biliaire...................................... 145

Le secret d'une vésicule biliaire saine est une alimentation

correcte.. 147

Symptômes de la cholécystite................................ 149

Que faut-il faire en cas d'ablation de la vésicule biliaire ?

.... 150

Pissenlit... 156

Radis noir... 156

Huile essentielle de menthe poivrée....................... 157

Artichaut.. 157

Curcuma... 157

Chardon Marie... 158

Chapitre 7 : Menu hebdomadaire pour commencer le

jeûne intermittent, prendre soin de son poids, de sa

santé, de son foie et de sa vésicule biliaire **159**

Colin cuit au four avec pommes de terre, oignons et

orange.. 159

Salade de quinoa avec du filet de veau et de l'avocat..... 161

Burritos végétariens aux haricots noirs avec du riz complet 163

Sauté de riz complet aux légumes et aux lentilles 164

Barres énergétiques aux abricots secs 166

Conclusion : Risques, conseils et qui ne doit pas pratiquer le jeûne intermittent **173**

Manque d'études sur le sujet 173

À la recherche de réponses 174

Quel régime alimentaire respecte le mieux notre rythme naturel ? 175

Il convient de souligner l'importance des interactions sociales 176

Les erreurs à éviter 177

Se lancer directement dans le jeûne sans aucune préparation préalable 177

Choisir une durée de jeûne trop longue 178

Mal planifier son jeûne 178

Manger sans faire attention aux valeurs caloriques et nutritionnelles 179

Créer des attentes irréalistes qui conduisent à la frustration 180

S'attendre à des résultats prometteurs immédiats 180

Conseils pour bien débuter un jeûne intermittent 181

Qui ne devrait pas suivre de jeûne intermittent ? 183

Avez-vous apprécié ce livre ? 185

Bibliographie **186**

Introduction

Vous est-il déjà arrivé d'enchainer les régimes sans réussir à perdre du poids ou, pire encore, d'avoir repris plus de poids que vous en aviez perdu à la suite d'un régime ?

L'obésité est un problème de santé publique qui touche une grande partie de la société. Afin de ne pas se limiter aux cas extrêmes ou à une seule catégorie de personnes et élargir davantage le spectre, disons que les problèmes digestifs, gastriques et d'alimentation incontrôlée affectent une grande partie de la population.

L'Organisation mondiale de la santé considère qu'un tissu adipeux atteint un niveau dangereux lorsqu'il présente une apparence anormale et constitue une menace pour la santé. Les graisses néfastes sont généralement mesurées par l'indice de masse corporelle ou IMC, mais il existe d'autres méthodes de mesure. Parmi elles se trouve notamment le rapport taille/poids et d'autres indices tels que l'IMC spécifique à l'âge.

Les personnes atteintes de cette maladie ont un risque plus élevé de développer des maladies chroniques supplémentaires, telles que le diabète, les maladies cardiovasculaires et certains cancers.

Voici quatre faits importants que l'OMS a déclaré au sujet du surpoids en 2021 :

- 41 millions d'enfants de moins de 5 ans étaient en surpoids ou obèses.
- Environ 39 % de tous les adultes de plus de 18 ans étaient déjà en surpoids. Parmi eux, 13 % étaient des personnes obèses.
- Plus de 1,9 milliard d'adultes âgés de plus de 18 ans étaient en surpoids. Plus de 650 millions de personnes étaient obèses.
- Il y avait 340 millions d'enfants et d'adolescents âgés de 5 à 19 ans qui étaient en surpoids ou obèses.

En ce qui concerne le fait de mal manger ou de manger à des heures inappropriées, là aussi les conséquences sont graves.

Avec le temps, un taux élevé de sucre ou de glucose dans le sang entraîne des complications telles que des maladies cardiaques, des accidents vasculaires céré-braux, des problèmes de vision, des maladies rénales, des lésions nerveuses et d'autres problèmes de santé. En outre, 8 personnes sur 10 atteintes de diabète de type 2 sont obèses ou en surpoids. On peut prévenir ou retarder le diabète de type 2 en pratiquant une activité régulière et en réduisant son poids de 5 à 7 %.

Tension artérielle

La pression artérielle élevée, ou hypertension, est une maladie qui provoque une forte pression sur les vaisseaux sanguins lorsque le sang les traverse. Elle peut endommager les vaisseaux sanguins, mettre le cœur à rude épreuve, augmenter le risque de maladie cardiaque, d'accident vasculaire cérébral et de maladie rénale, et même entraîner la mort.

Problèmes cardiaques

Une maladie cardiovasculaire est une maladie qui affecte la fonction du cœur. Il existe plusieurs sortes de maladies cardiovasculaires, notamment la crise cardiaque, l'insuffisance cardiaque, la mort subite d'origine cardiaque, l'angine de poitrine et le rythme cardiaque irrégulier. Le risque de maladie cardiaque augmente en cas de glycémie élevée, d'excès de lipides dans le sang et d'hypertension artérielle. Les lipides contenus dans le sang sont les triglycérides, le cholestérol LDL et le cholestérol HDL.

Lorsqu'une personne perd de 5 à 10 % de son poids, son risque de développer une maladie cardiaque est considérablement réduit. Par conséquent, une personne pesant 100 kg devrait perdre 5 kg pour réduire son risque de 5 %. La perte de poids peut améliorer la pression artérielle, le cholestérol et les niveaux de flux sanguin dans le corps.

Accident vasculaire cérébral

L'accident vasculaire cérébral (AVC) est la perte soudaine d'une ou plusieurs fonctions du cerveau suite à l'interruption de l'irrigation sanguine de celui-ci. Il peut être causé par l'obstruction ou la rupture d'un vaisseau sanguin dans le cou ou dans le cerveau lui-même. Si elle n'est pas traitée rapidement, une personne victime d'un AVC ne peut plus bouger certaines parties de son corps ou parler en raison des lésions du tissu cérébral. La principale cause d'accident vasculaire cérébral est l'hypertension artérielle.

Apnée du sommeil

L'apnée du sommeil est un trouble respiratoire courant lié au sommeil, dans lequel une personne ne respire pas correctement lorsqu'elle dort ou peut s'arrêter brièvement de respirer. Dans de nombreux cas, l'apnée du sommeil non traitée peut augmenter le risque d'autres maladies, comme les maladies cardiaques et le diabète.

Que faire face à tous ces problèmes ?
Personnellement, je recommande le jeûne intermittent, non seulement pour diminuer les risques de maladies cardiovasculaires, mais aussi pour traiter d'autres symptômes tels que le côlon irritable, les problèmes d'intestin, les calculs biliaires et pour nettoyer le foie, car il a été prouvé qu'il aide à améliorer le corps en général.

Qu'est-ce que le jeûne intermittent ?

Le jeûne intermittent peut être pratiqué de plusieurs manières différentes, mais dans tous les cas, cela consiste à sauter un ou plusieurs repas pendant une période donnée.

La première méthode consiste à jeûner deux jours de suite dans la semaine en alternant le niveau de jeûne. Le premier jour consiste à suivre un régime faible en calories et le jour suivant est un jour de jeûne complet. Il est également possible de ne jeûner qu'un jour par semaine au lieu de deux.

Une autre méthode de jeûne intermittent consiste à suivre un régime alimentaire normal pendant cinq jours, puis de s'abstenir de manger pendant deux jours au cours des cinq jours suivants.

Vous devez respecter un horaire strict lorsque vous jeûnez. Programmez votre période de jeûne à partir de 20 heures chaque jour, par exemple. Avant cela, mangez sans vous soucier de l'heure.

Certaines études suggèrent que le jeûne intermittent est presque aussi efficace qu'un régime hypocalorique traditionnel pour perdre du poids. Cela semble plausible car la réduction du nombre de calories consommées est sensée vous aider à perdre du poids.

Le jeûne intermittent peut contribuer à améliorer l'état de santé général d'une personne. Elle peut réduire le risque de maladies telles que le diabète, l'apnée du sommeil et certains types de cancer. Le jeûne intermittent peut être tout aussi utile qu'un régime qui réduit le nombre de calories, ce qui aide les gens à perdre du poids et à devenir plus actifs.

Le jeûne intermittent peut-il résoudre tous ces problèmes ?
Oui, s'il est accompagné d'autres bonnes habitudes.
Dans ce livre, vous disposerez des outils nécessaires pour commencer à améliorer votre alimentation tout en mettant en place un jeûne intermittent qui fonctionne.
Dans le premier chapitre, je vous parlerai de ce qu'est le jeûne intermittent, en cherchant à aller au-delà des généralités que l'on trouve sur internet à ce sujet. Grâce à des recherches approfondies, j'ai pu rassembler des informations qui vous permettront de comprendre ce qu'est le jeûne, quels en sont les différents types et comment vous pouvez l'utiliser dans votre vie quotidienne.
Je vais vous aider à vous préparer au jeûne, à savoir ce qu'il faut prendre en compte et comment commencer à jeûner.
Je parlerai ensuite du foie et de la façon dont le jeûne intermittent participe au nettoyage hépatique. Je vous donnerai également un certain nombre de remèdes pour nettoyer le foie naturellement avec des ingrédients que vous avez à la maison.
J'aborderai alors un autre sujet courant, les problèmes d'intestin et de côlon, pour que vous sachiez comment les nettoyer, quelles sont les conséquences du transport

de toxines et comment le jeûne intermittent peut améliorer leur condition.

Nous traiterons également un problème encore plus grave, celui des calculs biliaires. Je vous donnerai des recommandations pour éviter de vous retrouver dans cette situation complexe et douloureuse, et bien sûr sur la manière dont le jeûne peut vous aider.

Enfin, vous apprendrez comment vous pouvez pratiquer le jeûne grâce à quelques recettes et un programme journalier pour commencer à changer votre vie en mangeant sainement, tout en alternant des périodes où vous mangez et d'autres où vous laissez votre corps brûler les graisses naturellement.

Êtes-vous prêt à changer votre vie ?

Chapitre 1 : Approfondir vos connaissances pour mieux comprendre le jeûne intermittent

Le jeûne intermittent est un régime alimentaire qui consiste à manger à certaines heures et à s'abstenir de manger pendant certaines périodes afin que le corps se mette en mode cétose et brûle les graisses. Dans ce chapitre, je vous expliquerai de quoi il s'agit et pourquoi vous devriez l'appliquer dans votre vie, d'après la science et les nombreuses études qui ont approfondi le sujet.

Qu'est-ce que le jeûne intermittent ?

Le jeûne intermittent consiste à ne manger qu'à des moments précis de la journée, indépendamment de ce que vous mangez.

Faire des pauses dans ce type d'alimentation peut aider votre corps à brûler les graisses. Toutefois, il est recommandé de ne manger qu'à des heures précises : c'est ce que l'on appelle le jeûne intermittent. De nombreuses études ont montré qu'il pouvait avoir des effets bénéfiques sur la santé.

Mark Mattson, chercheur depuis 25 ans à la Johns Hopkins School of Medicine, a étudié le jeûne intermittent pendant toute sa carrière. Il affirme que notre corps a la capacité de jeûner pendant des heures, voire même pendant des jours d'affilée. Avant d'apprendre à cultiver, les hommes étaient des chasseurs et des cueilleurs qui se nourrissaient de noix et de baies. Il fallait beaucoup de temps et d'efforts trouver ces aliments et pour chasser.

Les diététiciens de Johns Hopkins expliquent qu'il y a 50 ans, les gens avaient davantage de contrôle sur leur poids. À cette époque, la télévision n'était pas diffusée après 23 heures et les gens cessaient de manger vers 21 heures pour se préparer à se coucher. Les personnes qui jouaient dehors et faisaient plus d'exercice avaient des portions plus importantes.

De nos jours, les gens restent éveillés plus longtemps ; ils regardent la télévision et utilisent internet à toute heure. Ils passent aussi beaucoup de temps à discuter en ligne et ont tendance à grignoter tout au long de la journée. Les gens sont également nombreux à faire des siestes pendant la journée.

En limitant l'apport calorique et en augmentant l'activité physique, il est possible d'éviter l'obésité, le diabète de type 2, les maladies cardiaques et d'autres affections liées à la prise de poids. Plusieurs études ont montré que le jeûne intermittent permet de remédier à cette tendance.

Comment fonctionne le jeûne intermittent ?

Le jeûne intermittent consiste à choisir des moments précis pour manger et jeûner. Ces horaires peuvent être modifiés en fonction des préférences personnelles. Par exemple, certaines personnes choisissent de jeûner huit heures par jour et de manger pendant les seize autres. Il existe de nombreux programmes de jeûne intermittent. Vous pouvez par exemple décider de ne jeûner qu'une fois par semaine, sur deux jours, ou encore de ne jeûner qu'un jour par mois.

Lorsqu'il est privé de nourriture pendant de longues périodes, le corps passe d'un métabolisme basé sur les sucres à un métabolisme basé sur les graisses.Les Américains ont l'habitude de prendre trois repas par jour et toutes les collations qu'ils souhaitent. En agissant de la sorte, ils ne consomment aucune des calories stockées dans les graisses.
Le jeûne intermittent permet de prolonger la période pendant laquelle votre corps brûle les calories des aliments que vous avez consommés. Cela permet à votre corps de libérer les graisses stockées.

Comment fonctionne le jeûne intermittent ?

Avant de consulter un médecin, il convient d'étudier le jeûne intermittent par soi-même. Une fois que vous avez reçu l'approbation de votre médecin, le processus n'est pas compliqué et peut être appliqué de manière quotidienne ou hebdomadaire. Vous pouvez également opter pour une période de jeûne plus courte, de six à huit heures par jour. De nombreuses personnes trouvent que le jeûne au quotidien, consistant à manger pendant huit heures et à jeûner pendant 16 heures, est facile à maintenir sur le long terme. Je recommande ce style d'alimentation en particulier.

Les personnes suivant la méthode 5:2 ne consomment que 500 à 600 calories par jour, deux jours par semaine. Elles doivent suivre ce régime les lundis et jeudis. Les autres jours de la semaine, elles peuvent manger ce qu'elles veulent.

Il est possible de rester trop longtemps sans manger. Cela peut être dangereux, car votre corps peut commencer à stocker des graisses à cause d'un jeûne prolongé. Une période de jeûne de plus de 24, 36, 48 ou même 72 heures est considérée comme risquée, il faut donc faire attention.

Pour réussir à suivre un programme d'alimentation alternant des périodes d'alimentation et des périodes de jeûne, il faut un temps d'adaptation de deux à quatre semaines. À première vue, cela peut sembler problématique, cependant, les personnes qui persévèrent sont toujours satisfaites de leur choix. Toutes avouent se sentir mieux grâce à leur nouvelle routine.

Histoire du jeûne

Le concept du jeûne existe depuis très longtemps.
De nombreuses cultures l'ont pratiqué pour des raisons de spiritualité, d'autodiscipline, ou encore pour des raisons religieuses. Certaines personnes jeûnent également pour des raisons politiques. En effet, pour de nombreuses cultures, le jeûne était un moyen de faire acte de pénitence et d'honorer leurs divinités. C'était également une pratique cérémoniale importante pour de nombreux événements religieux au printemps et en automne. Il était courant chez les Assyriens et les Babyloniens et il était même considéré comme faisant partie des rites de fertilité des Amérindiens au Pérou et au Mexique.

Antiquité classique

Les philosophes grecs, les médecins et beaucoup d'autres personnes instruites ont expérimenté les bienfaits du jeûne. Ils ont déclaré qu'il soulage la douleur et la maladie tout en améliorant la santé des cellules. Les bienfaits du jeûne se retrouvent dans les discours d'Aristote, Socrate, Hippocrate, Platon et Galien.

De nombreuses cultures anciennes croyaient que le jeûne avait le pouvoir de rajeunir le corps et l'esprit. Cette croyance a été popularisée par les Égyptiens, qui l'utilisaient comme remède contre la syphilis. Hérodote a mentionné que les Perses conservaient leur jeunesse en ne prenant qu'un seul repas par jour. Les soldats romains jeûnaient régulièrement une fois par semaine afin de développer une plus grande résistance physique. Les Spartiates, en revanche, étaient soumis à un entraînement dur et progressif pour s'endurcir. Avicenne était un expert médical et philosophique renommé depuis les temps les plus reculés. Il prescrivait régulièrement à ses patients des jeûnes thérapeutiques d'une durée de 3 à 6 semaines. La tribu Hunza quant à elle, qui était réputée pour sa santé, pratiquait des rituels d'abstinence alimentaire plusieurs semaines par an.

Moyen-Âge

Le XVIe siècle marque la naissance de la médecine occidentale. Au départ, les trois hommes qui ont contribué à créer ce nouveau champ d'étude étaient Paracelse, un médecin suisse, le Dr Friedrich Hoffmann, un prêtre et médecin allemand, et Bernardo de Malta, un prêtre et médecin espagnol. Paracelse et le Dr Hoffmann croyaient tous deux que le jeûne était le meilleur moyen de guérir les maladies ; leur raisonnement était fondé sur la croyance qu'il s'agit d'un guérisseur interne. Les deux médecins croyaient que le jeûne prolongé pouvait guérir les maladies de l'âme. Enfin, ils utilisaient des pratiques naturalistes telles que le soleil et le végétarisme pour traiter les maladies.

19e et 20e siècles

La recherche médicale sur le jeûne a débuté au XIXe siècle et s'est généralisée au début du XXe siècle. De nombreux médecins naturalistes allemands, dont Buchinger, Kapferer, Riedlin, S. Moller et Adolph Mayer, ont encouragé son utilisation pour traiter les maladies. De nombreux autres médecins allemands ont également soutenu le jeûne comme traitement de diverses maladies. On attribue au Dr Edward Hooker Dewey le mérite d'être venu aux États-Unis pour traiter un patient atteint du typhus qui avait jeûné pendant 35 jours. Après avoir soigné le patient, Dewey a passé une grande partie de son temps à faire connaître et à défendre les avantages du jeûne pour la santé à court et à long terme. Il a écrit la préface de son chef-d'œuvre, *The Healing Fast*, dans lequel il déclare que, selon lui, la nature est la seule véritable forme de traitement médical. Le travail de Dewey était motivé par sa conviction que les traitements agressifs étaient inappropriés pour les temps modernes. Dans la préface de son livre *The Healing Fast*, il écrit : « (...) confus par les traitements médicaux superstitieux, l'auteur est arrivé à la conclusion que seule la nature peut guérir les maladies

(...) ». Chaque ligne de ce livre a été écrite avec la conviction que les traitements agressifs étaient peut-être des pratiques professionnelles acceptables dans les temps primitifs, mais qu'ils ne le sont pas dans notre époque moderne. Linda Hazzard a continué à améliorer l'approche de Dewey après avoir été formée par lui. Elle a aidé des patients à faire des jeûnes de longue durée, jusqu'à 75 jours, et quatre d'entre eux en sont morts. Par ailleurs, après l'échec de nombreux traitements, des patients en phase terminale ont finalement réussi à améliorer leur condition grâce aux conseils des docteurs Frumusan et Guelpa. Ces deux médecins ont fréquemment encouragé les jeûnes de courte durée à Paris.

Le Dr P. Von Segesser, médecin suisse, a travaillé au sanatorium de Degersheim où il a poursuivi la pratique du jeûne qui avait débuté au XIXe siècle. Claude Louis Berthollet, autre médecin et chimiste suisse, a écrit un livre monumental sur le sujet en 1927, à peu près au moment où Shelton a écrit le sien aux États-Unis. Chaque jeûneur personnalisait ses périodes de jeûne et choisissait de le pratiquer à long ou à court terme. En outre, ils utilisaient des lavements et d'autres restrictions alimentaires dans le cadre de leur régime. L'Allemand Hellmut Lützner, écrivain et chercheur dans le domaine de la santé, est l'auteur de plusieurs publications sur le sujet, dont les récents *Reborn through fasting* et *Fasten und Ernährungstherapie* (jeûne et thérapie nutritionnelle). Dans ses écrits, il affirme que le jeûne fait partie de la vie des humains. Ce mode d'alimentation permet d'éliminer les déchets issus de la pollution environnementale, de supprimer les kilos superflus et de modifier l'état physiologique et psychologique.

Avantages du jeûne intermittent

Le jeûne présente souvent des avantages et des inconvénients. Même si sauter un repas est utile pour de nombreuses personnes, cela peut s'avérer risqué et même néfaste pour d'autres.

Les chercheurs étudient le jeûne intermittent depuis de nombreuses années. Ils ont testé des animaux et des personnes pour déterminer les avantages de cette pratique pour la santé. De plus, des recherches supplémentaires sont nécessaires pour étudier les effets du jeûne intermittent à long terme. Il a été prouvé qu'il améliore également le métabolisme et abaisse le taux de sucre dans le sang, deux éléments déterminants pour la guérison de nombreux problèmes de santé.

Voici quelques-uns des avantages de sa pratique :

- Vous vous débarrassez du brouillard mental et cela vous oblige à puiser votre énergie dans les graisses stockées plutôt que dans le sucre.
- Vous réduisez votre risque de diabète, contrôlez votre glycémie et réduisez la résistance de

votre corps à l'insuline, l'hormone qui aide à contrôler la quantité de sucre dans le sang.

- Il vous aide à perdre du poids et de la graisse viscérale, cette mauvaise graisse située autour de l'abdomen et qui provoque des maladies.
- Il améliore votre sommeil, régule votre rythme circadien et accélère la digestion de la journée.
- Il prend soin de votre cœur, fait baisser la tension artérielle et améliore le taux de cholestérol.
- Il réduit l'inflammation, ce qui peut améliorer des maladies telles que l'arthrite, la sclérose en plaques et l'asthme.

Est-ce un régime économique ?

La première chose qu'il faut bien comprendre, c'est qu'il ne s'agit pas d'un régime où vous allez devoir manger ce que l'on vous dit. Vous allez simplement manger sainement, en toute logique, en réduisant les aliments frits, les graisses trans et les excès.

C'est donc économique, car vous allez manger sainement et pendant des périodes spécifiques selon le type de jeûne choisi, mais ce n'est pas un certain type de régime ou d'aliment qui va faire le travail, mais bien votre propre organisme qui va changer sa façon d'utiliser le carburant et vous aider.

Ce qui arrive à votre corps pendant le jeûne

Le concept de vie saine exige de prêter attention à la nutrition et à l'exercice physique. Mais pour ajouter des idées clés au concept, il nous faut considérer les relations que nous entretenons avec la nourriture et leurs conséquences sur notre santé.

Le jeûne est l'abstinence volontaire ou la réduction d'une partie ou de la totalité des aliments, des boissons, ou des deux, pendant une période déterminée. Bien qu'il soit parfois néfaste et utilisé à des fins religieuses, le jeûne peut être une pratique saine et même bénéfique s'il est pratiqué pendant une période limitée. Les recherches actuelles soutiennent la légitimité du jeûne comme moyen de contrôle du poids et de prévention des maladies. Il est important d'effectuer ce processus de jeûne sainement et de manière appropriée.

Comprendre le jeûne par la science

De nombreuses études sur les animaux ont révélé des bienfaits significatifs du jeûne intermittent. Elles démontrent que ce type d'alimentation élimine les toxines du corps et encourage les cellules à effectuer des processus qu'elles ne font pas normalement. L'un des avantages remarquables du jeûne est qu'il peut aider le corps à se débarrasser des choses qui lui sont nuisibles.

En outre, il incite le corps à créer son propre sucre par le biais de la gluconéogenèse. Etant donné que l'organisme n'a pas facilement accès au glucose, les cellules doivent utiliser d'autres matériaux et méthodes pour produire de l'énergie. Le foie décompose des matières telles que le lactate, les acides aminés et les graisses et les transforme en sous-produits de glucose utilisables. Notre corps utilise l'énergie plus efficacement lorsque nous jeûnons, car nous travaillons à un taux métabolique de base plus faible, ce qui aide notre corps à conserver l'énergie. Cela entraîne également une baisse de notre pression sanguine et de notre rythme cardiaque.

Lorsque le corps passe en état de cétose, il cesse d'utiliser le glucose comme carburant et se met à brûler les graisses stockées à la place. C'est le moyen idéal pour l'organisme de perdre du poids et de maintenir un taux de glycémie adéquat.

Le jeûne met à l'épreuve les mécanismes du corps, tout comme le fait une séance d'entraînement. Par la suite, les cellules de l'organisme augmentent leur capacité d'adaptation en renforçant leurs défenses, elles deviennent plus endurantes et plus fortes. Donner au corps le temps de se reposer et de récupérer entre les jeûnes permet de gagner en force. En effet, il vaut mieux aider à court terme qu'à long terme.

Quels sont les types de jeûne ?

Des études en laboratoire ont montré que ces trois méthodes de jeûne présentent des avantages pour ce qui est de vivre plus longtemps.

Alimentation limitée dans le temps

L'apport calorique est limité à un laps de temps spécifique qui correspond au rythme circadien de notre corps. Le terme "horloge biologique" est souvent utilisé pour désigner ce cycle, qui détermine nos heures de coucher, de réveil, d'alimentation, etc. Le jeûne entre 10 h et 18 h est un exemple d'alignement sur ce rythme. Lorsque les différents systèmes de notre corps ne sont pas synchronisés, notre organisme ne peut pas se maintenir en bonne santé. En plus de cela, donner à notre corps plus de temps pour se réparer est également bénéfique pour nous. C'est pourquoi les gens ont souvent des problèmes de santé lorsqu'ils mangent des en-cas de minuit.

Restriction calorique intermittente

Il s'agit de réduire les calories au minimum pour traiter le corps en utilisant une thérapie intense et de courte durée. Des études ont été réalisées sur les effets des régimes de deux jours visant à limiter les glucides pendant un jour et à réduire les calories le jour suivant.

Etant donné que nous limitons nos calories à une période précise, nous n'avons pas à nous soucier de notre alimentation en permanence. Nous pouvons choisir judicieusement les périodes où nous mangeons et pouvons poursuivre nos activités quotidiennes et nos exercices avec moins de carburant.

Jeûnes périodiques avec régimes

Sauter des repas n'est pas recommandé lorsqu'on suit un régime cétogène. Cela peut entraîner l'épuisement des réserves de glycogène du corps et le passage en état de cétose pendant trois à cinq jours. Une autre option consiste à restreindre les calories pendant trois à cinq jours. Il paraitrait qu'un régime limité à 1000 calories pendant cinq jours soit la méthode la plus efficace pour imiter le jeûne sans souffrir de carences nutritionnelles. Cette méthode serait plus puissante qu'un jeûne de deux jours car elle permet à l'organisme d'entrer en cétose et de commencer un véritable nettoyage.

Prenons l'exemple d'un jeûne 16/8 sur une période de 24 heures. Cela signifie que nous ne mangeons pas pendant 16 heures et que nous pouvons manger pendant les 8 heures restantes. Pour nous guider dans ce chapitre, nous partirons du principe que nous prenons cinq repas par jour selon l'emploi du temps suivant (mais créez le vôtre en fonction de votre mode de vie) :

- 07.00 - 07.30 : petit-déjeuner

- 10.00 - 10.30 : collation du matin
- 13.00 - 13.30 : déjeuner
- 16.00 - 16.30 : collation de l'après-midi
- 20.30 - 21.00 : dîner

Jeûne 12/12

Si vous voulez commencer le jeûne intermittent, c'est par là qu'il faut commencer. C'est simple, car si nous comptons nos huit heures de sommeil, nous allons tout simplement sauter le dîner ou le petit-déjeuner.

Si nous devions sauter le petit-déjeuner, notre journée se déroulerait ainsi : la période de jeûne commencerait après le dîner à 21 heures et durerait jusqu'à la collation de 10 heures le lendemain, ce qui correspond à 13 heures de jeûne :

- 07.00 - 07.30 : pas de petit-déjeuner
- 10.00 - 10.30 : collation du matin
- 13.00 - 13.30 : déjeuner
- 16.00 - 16.30 : collation de l'après-midi
- 20.30 - 21.00 : dîner

Si nous devions sauter le dîner, notre journée se déroulerait ainsi : la période de jeûne commencerait après la collation à 17h30 et durerait jusqu'au petit-déjeuner à 7 heures le lendemain, ce qui correspond à 13,5 heures de jeûne :

- 07.00 - 07.30 : petit-déjeuner
- 10.00 - 10.30 : collation du matin
- 13.00 - 13.30 : déjeuner

- 16.00 - 16.30 : collation de l'après-midi
- 20.30 - 21.00 : pas de dîner

Jeûne 16/8

Le jeûne 16/8 est le plus courant. Il rallonge un peu la période de jeûne que nous avons vu précédemment, mais beaucoup moins que les autres types de jeûne que nous verrons par la suite.

Comme pour tout jeûne, utilisez l'heure du sommeil pour calculer vos horaires de jeûne. Vous pouvez donc utiliser trois stratégies différentes : a) ne pas manger au réveil ; b) ne pas manger avant le coucher ; c) bannir la nourriture avant le coucher et au réveil.

Si vous ne pouvez pas dormir l'estomac vide, la première option sera la plus facile. Vous annulez le petit-déjeuner et la collation matinale, votre premier repas de la journée sera donc celui de 13 heures. Vous jeûnerez donc pendant 16 heures, de 21 heures à 13 heures.

- 07.00 - 07.30 : pas de petit-déjeuner
- 10.00 - 10.30 : pas de collation du matin
- 13.00 - 13.30 : déjeuner
- 16.00 - 16.30 : collation de l'après-midi
- 20.30 - 21.00 : dîner

À l'inverse, si vous ne pouvez pas commencer la journée sans petit-déjeuner, faites le contraire : sautez les deux derniers repas de la journée. Si le dernier repas a eu lieu à 13h30 et que vous ne consommez pas de calories avant 7 heures le lendemain, alors vous aurez 17,5 heures de jeûne et 6,5 heures de repas.

- 07.00 - 07.30 : petit-déjeuner
- 10.00 - 10.30 : collation du matin
- 13.00 - 13.30 : déjeuner
- 16.00 - 16.30 : pas de collation de l'après-midi
- 20.30 - 21.00 : pas de dîner

Vous pouvez également combiner les deux et sauter le dernier repas de la journée et le premier repas du jour suivant. Vous terminez donc la journée à 16h30 et ne mangez pas avant 10 heures le lendemain. Cela vous donne 17,5 heures de jeûne et 6,5 heures de repas.

- 07.00 - 07.30 : pas de petit-déjeuner
- 10.00 - 10.30 : collation du matin
- 13.00 - 13.30 : déjeuner
- 16.00 - 16.30 : collation de l'après-midi
- 20.30 - 21.00 : pas de dîner

Jeûne 20/4

Si vous tolérez bien le jeûne 16/8 et que vous voulez aller encore plus loin, vous pouvez essayer le jeûne 20/4. Celui-ci n'est pas le plus courant mais il est souvent utilisé comme alternative entre le jeûne 16/8 et le jeûne de toute la journée, aussi appelé le jeûne 24/0. Comme pour le jeûne précédent, vous pouvez choisir de modifier votre repas avant d'aller vous coucher, au réveil, ou une combinaison des deux. Nous vous proposons ici quatre variantes, mais vous pouvez toujours les adapter à votre style de vie.

Si vous préférez manger dans l'après-midi :

- 07.00 - 07.30 : pas de petit-déjeuner
- 10.00 - 10.30 : pas de collation du matin
- 13.00 - 13.30 : pas de déjeuner
- 16.00 - 16.30 : collation de l'après-midi
- 20.30 - 21.00 : dîner

Si vous choisissez de manger le matin :

- 07.00 - 07.30 : petit-déjeuner
- 10.00 - 10.30 : collation du matin
- 13.00 - 13.30 : pas de déjeuner
- 16.00 - 16.30 : pas de collation de l'après-midi
- 20.30 - 21.00 : pas de dîner

Vous pouvez aussi choisir un mélange de matinée et d'après-midi :

- 07.00 - 07.30 : pas de petit-déjeuner
- 10.00 - 10.30 : pas de collation du matin
- 13.00 - 13.30 : déjeuner
- 16.00 - 16.30 : collation de l'après-midi
- 20.30 - 21.00 : pas de dîner

Une autre option consiste à sauter les deux derniers repas de la journée et le petit-déjeuner :

- 07.00 - 07.30 : pas de petit-déjeuner
- 10.00 - 10.30 : collation du matin

- 13.00 - 13.30 : déjeuner
- 16.00 - 16.30 : pas de collation de l'après-midi
- 20.30 - 21.00 : pas de dîner

Jeûne 24/0

Dans ce type de jeûne, le calcul est très simple : vous mangez une fois par jour et jeûnez jusqu'à la même heure le lendemain. Après le petit-déjeuner vous pouvez choisir de ne rien consommer jusqu'au petit-déjeuner suivant, ou bien vous pouvez choisir n'importe quel autre repas comme repas principal.

Ne prenez qu'un seul repas par jour, de préférence à midi, car il est possible que vous n'ayez pas beaucoup de temps ou d'appétit à l'heure du petit-déjeuner. De même, si l'on mange trop au dîner, on peut avoir du mal à s'endormir.

Jeûne de plus de 24 heures

Il existe aussi des jeûnes qui durent plus d'une journée, mais nous ne les recommandons pas, sauf avis médical, car la protéolyse, ou dégradation des protéines, augmente de façon exponentielle après 24 heures sans manger. Dès lors, votre corps utilise les protéines comme source d'énergie, ce qui peut vous faire perdre de la masse musculaire.

Bienfaits pour la santé

Le jeûne a des effets bénéfiques importants pour le corps et l'esprit, en voici quelques-uns :

Il vous permet d'augmenter le rendement de votre quotient intellectuel.

Il aide à lutter contre l'obésité et les maladies chroniques qui y sont liées.

Il guérit les inflammations.

Il améliore la condition physique de manière générale.

Il aide à la perte de poids.

Il réduit les risques de maladies métaboliques.

Une étude récente menée sur des souris atteintes de cancer a montré que le fait de jeûner pendant une chimiothérapie peut activer le système immunitaire et agir sur les cellules cancéreuses. C'est la raison pour laquelle certains patients atteints de cancer bénéficient de ce type d'alimentation. Le jeûne permet d'éliminer les vieilles cellules mortes du corps et de les remplacer par des cellules neuves et saines. Il pourrait s'agir d'un traitement alternatif pour les patients atteints de cancer à qui l'on conseille actuellement d'augmenter leur apport en calories et en nutriments pendant les traitements de chimiothérapie.

Comment les experts recommandent-ils de pratiquer le jeûne intermittent ?

Il existe plusieurs façons de pratiquer le jeûne intermittent. L'option la plus courante consiste à jeûner pendant 16 heures par jour. Au cas où vous auriez oublié ce qui a été dit précédemment, cela signifie qu'il faut jeûner pendant seize heures et s'alimenter uniquement au cours des huit heures restantes.

En outre, vous pouvez opter pour une technique appelée 12/12, qui consiste à jeûner pendant 12 heures, ce qui n'est pas très difficile si vous dînez un peu plus tôt et prenez votre petit-déjeuner un peu plus tard.

Il existe aussi un modèle plus extrême, le jeûne intermittent 20/4, où vous mangez un ou deux repas étalés sur quatre heures, et jeûnez le reste du temps.

Parmi les autres possibilités, citons le jeûne de 24 heures, qui consiste à laisser passer une journée entière avant de manger à nouveau, ou encore le jeûne 5:2, où vous pratiquez le jeune pendant deux jours sur une période d'une semaine. Pendant ces deux jours, soit vous réduisez l'apport énergétique à environ 500 calories, soit vous pratiquez le jeûne alterné qui consiste à jeûner un jour sur les deux.

Avant de choisir l'un de ces exemples, veillez à consulter un nutritionniste et à suivre ses instructions.

Le rôle des corps cétoniques et de la cétose

Les corps cétoniques, ou cétones, sont des substances chimiques qui s'accumulent lorsque l'organisme commence à brûler les graisses au lieu du glucose pour fabriquer de l'énergie. Ce phénomène est appelé cétose. La cause la plus fréquente de cétose chez les diabétiques est la carence en insuline. En effet, le manque d'insuline empêche le glucose de pénétrer dans les cellules et fait qu'il s'accumule dans le sang. Les cellules brûlent alors les graisses au lieu du glucose. Cela entraîne la formation de corps cétoniques dans le sang, qui finissent par s'infiltrer dans l'urine.

Avant d'expliquer le rapport entre la cétose et le jeûne, j'expliquerai ce qui se passe lorsque le corps réagit négativement aux cétones.

Pourquoi les cétones sont-elles dangereuses dans certains cas ?

La présence de cétones peut indiquer que votre organisme a besoin de plus d'insuline (vous devez vérifier votre taux de glycémie pour connaître la quantité d'insuline dont il a besoin). Une accumulation de corps cétoniques peut également entraîner une acidocétose diabétique (ACD). Les symptômes de l'acidocétose incluent des taux modérés à élevés de corps cétoniques, des nausées, des vomissements, des douleurs abdominales, une haleine fruitée ou acétonique (odeur de dissolvant), l'essoufflement, des rougeurs sur la peau et un manque d'énergie. Des niveaux élevés de cétones sont toxiques pour l'organisme et, dans ce cas, il est nécessaire de consulter un médecin le plus rapidement possible.

Quand faut-il vérifier la présence de cétones ?

Vous devez rechercher la présence de cétones si votre taux de glycémie est supérieur à 240 mg/dl ou si vous êtes malade, même s'il s'agit d'un simple rhume.

Il existe différentes façons de rechercher les corps cétoniques, chacune ayant des côtés positifs et négatifs. La méthode la plus fiable consiste à utiliser un appareil de mesure des cétones dans le sang pour mesurer le BHB (la principale cétone produite dans l'acidocétose). Le fonctionnement d'un appareil pour mesurer le taux de cétones dans le sang est exactement le même que celui d'un glucomètre, tous deux utilisent un échantillon de sang. Ces appareils coûtent généralement entre 30 et 60 euros, et les bandelettes réactives coûtent un peu plus d'un euro chacune. Ces appareils sont disponibles sur Amazon.

Vous pouvez également utiliser un appareil pour mesurer l'acétone, une cétone présente dans l'haleine. Cette méthode est très pratique et ne nécessite que l'achat d'un appareil spécialement conçu pour mesurer l'acétone. Cependant, cet appareil est cher, il coûte environ 200 euros, mais il peut représenter une économie à long terme si vous prévoyez de tester régulièrement vos cétones.

Une autre façon de mesurer la cétonémie, bien que moins fiable, consiste à utiliser des bandelettes cétoniques pour mesurer les cétones spécifiques libérées dans l'urine. Ces bandelettes sont très peu coûteuses, environ 25 centimes chaque. Cependant, elles ne sont pas aussi précises que les tests sanguins car les cétones mettent plus de temps à apparaître dans l'urine que dans le sang et parce que le niveau d'hydratation affecte également les résultats. Les bandelettes de test de cétone peuvent être achetées dans n'importe quelle pharmacie.

Des niveaux élevés de glucose (sucre) dans le sang peuvent-ils conduire à la formation de cétones ?

Les cétones sont souvent accompagnées d'un taux élevé de sucre dans le sang (glycémie). Ils indiquent que votre corps a besoin de plus d'insuline. En général, si votre organisme a besoin de plus d'insuline, cela signifie que vous avez peut-être un taux de glycémie élevé. En outre, lorsque vous êtes malade, votre corps libère des hormones en réponse au stress qui en résulte. Ces hormones augmentent le taux de sucre dans le sang. C'est pourquoi il est recommandé de vérifier le taux de cétones lorsque vous êtes malade.

Les corps cétoniques peuvent-ils être produits avec des taux de glycémie (sucre) normaux ou faibles ?

Les cétones peuvent également apparaitre lorsque le taux de glycémie est normal ou faible. Ces cétones sont

appelées « cétones de famine » ou « cétones de nutrition ». En cas de maladie ou de changement de régime
alimentaire, une forte baisse de la quantité de glucides
consommés peut amener l'organisme à utiliser les
graisses comme source d'énergie, car il n'y a pas assez
de glucides pour brûler les graisses. La glycémie peut
rester normale, voire faible, mais votre organisme peut
produire des corps cétoniques.

Chapitre 2 : Types de jeûne intermittent et comment se préparer pour chacun d'eux

Bien que je vous aie déjà parlé des types de jeûne, je ne l'ai fait que brièvement en ne donnant que leur nom et leurs horaires d'alimentation et de jeûne. En voici à présent une présentation plus détaillée.

Types de jeûne

Lorsqu'il s'agit de maintenir un poids sain, le plus important est d'avoir une alimentation équilibrée en général. Le jeûne n'est pas nécessaire pour tout le monde ; certains le trouvent insoutenable et d'autres inefficace. La perte de poids n'est jamais la même pour tout le monde et elle peut être durable pour certaines personnes, mais pas pour d'autres.

Une fois que vous aurez décidé d'essayer ce style d'alimentation, il vous faudra trouver comment l'intégrer dans votre vie quotidienne. Cela signifie apprendre à gérer des situations telles que les sorties, les activités sportives et le fait de rester éveillé tard.

Alimentation limitée dans le temps (méthode 16/8 ou 14/10)

En choisissant cette méthode, vous pouvez ajuster les périodes pendant lesquelles vous pouvez manger et jeûner. Par exemple, vous ne pouvez manger que pendant une période de 8 heures par jour et jeûner pendant 16 heures.

De nombreuses personnes jeûnent volontairement pendant les heures où elles sont censées dormir. Il s'agit en effet d'une méthode plus efficace et plus sûre pour les personnes qui débutent avec le jeûne intermittent. Elle est également pratique pour les participants, car elle n'implique pas de manger avant le repas du lendemain, ce qui facilite la vie.

Il existe de nombreuses variations du terme.

Avec la méthode 16/8, vous ne mangez qu'entre 10 heures et 18 heures.

Avec la méthode 10/14, vous ne vous alimentez qu'entre 9 heures et 19 heures.

Cette méthode peut être pratiquée plusieurs fois par semaine, quotidiennement ou une fois tous les deux jours. Vous pouvez même choisir de le faire aussi souvent que vous le souhaitez.

Avant de jeûner, il est important de consommer la plupart de vos calories avant le coucher du soleil. En effet, il faut parfois plusieurs jours pour trouver le créneau idéal pour manger et dormir. Si vous trouvez cela difficile, il est préférable de choisir un créneau facile.

Avant d'aller se coucher, il est nécessaire de maintenir un taux de glycémie stable en mangeant un repas pauvre en nutriments et riche en calories. Cela permet d'effectuer des fonctions qui demandent de l'énergie juste avant de s'endormir, explique l'expert.

La méthode bihebdomadaire (la méthode 5:2)

Ce type de jeûne intermittent limite les calories à environ 500 pendant deux jours de la semaine. Vous pouvez continuer à manger normalement les cinq autres jours.

Pendant les jours de jeûne, vous devez prendre deux repas de respectivement 300 et 200 calories. Il est important d'inclure des aliments riches en fibres et des protéines dans chaque repas pour vous aider à vous sentir rassasié et à maintenir votre apport calorique dans les limites d'une fourchette spécifique.

Vous pouvez choisir n'importe quels jours de jeûne, à condition qu'il y ait un jour sans jeûne entre les deux. A part ces jours-là, vous devez manger la même quantité de nourriture que d'habitude.

Vous aurez donc cinq jours d'alimentation normale et deux jours non consécutifs d'apport calorique réduit. Par exemple, une semaine de régime 5.2 peut ressembler à ceci :

Le lundi est un jour de semi-jeûne, avec un apport recommandé de 500 calories pour les femmes et de 600 calories pour les hommes.

Le mardi, les femmes doivent consommer 2000 calories et les hommes 2500 calories.

Le mercredi est un jour normal, évitez de sauter des repas.

Le jeudi est le deuxième jour de semi-jeûne, avec une alimentation faible en calories.

Le vendredi, gardez vos habitudes alimentaires habituelles.

Le samedi, maintenez un régime alimentaire normal.

Le dimanche, mangez comme d'habitude.

Vous ne vous rendez pas compte que vous consommez moins de calories chaque semaine parce que vous pouvez encore manger normalement cinq jours dans la semaine. Il est également recommandé de ne pas adopter de comportement contre-productif comme de consommer des repas équilibrés sans pour autant renoncer aux glucides. En outre, il est important de garder un œil sur la taille des portions consommées pendant les jours « normaux ».

Il est primordial de boire beaucoup d'eau pendant les jours de jeûne pour rester hydraté et éliminer les toxines du corps. Il est également recommandé de consommer 500 calories par jour, qui peuvent être réparties comme vous le souhaitez. Cependant, vous ne devez pas dépasser cette quantité, sinon le régime ne fonctionnera pas.

Avec le régime 5.2, vous verrez votre corps perdre du poids rapidement au cours des premières semaines. Cependant, la perte de poids est susceptible de varier avec le temps. Toutefois, ne perdez pas espoir, même si vous avancez lentement, vous perdrez quand même du poids et obtiendrez des résultats positifs.

Les règles de base de l'alimentation 5.2

Il est nécessaire de suivre les règles suivantes pour obtenir les meilleurs résultats :

Pendant les jours de jeûne, la première règle du régime 5.2 est de ne pas consommer plus de 500 calories par jour pour les femmes et 600 calories par jour pour les hommes.

Il est recommandé de consommer des aliments riches en protéines et en légumes, car ils procurent une satiété substantielle et nourrissent efficacement le corps.

Il est nécessaire de boire au moins 2 litres d'eau par jour de jeûne. C'est essentiel pour évacuer correctement les toxines et rester hydraté.

Évitez autant que possible de manger des aliments sucrés pendant le jeûne. Si vous choisissez de consommer des glucides, essayez de manger des sucres lents afin d'inclure des fibres et de rester énergique tout au long de la journée.

Les experts recommandent de ne pas consommer plus de 2000 calories par jour, soit la quantité de calories indiquée pour les jours « normaux ». En effet, la plupart des jours ne sont pas considérés comme « normaux ». Au lieu de cela, nous calculons combien de calories vous devriez manger en fonction de votre âge.

En dehors des jours de jeûne, vous pouvez manger tout ce que vous voulez. Mais il est considéré comme une habitude saine de s'abstenir de faire des excès alimentaires ou de manger en grande quantité. Il n'est pas conseillé de céder à la tentation d'une barre de chocolat, mais si vous avez une envie pressante, il n'y a pas de mal à la satisfaire. Pour vous aider, nous avons rassemblé quelques conseils sur la façon de manger de façon équilibrée.

Conseils pour les jours de jeûne

Chaque semaine, les adeptes du régime 5.2 doivent s'abstenir de manger pendant deux jours. Cela les aide à perdre des kilos plus rapidement. Voici quelques conseils pour vous aider à obtenir les meilleurs résultats.

Pendant les jours de jeûne, vous pouvez manger ce que vous voulez, à condition de ne pas dépasser 500 calories par jour. En effet, les jours de jeûne vous permettent de dépenser toutes vos calories, même en mangeant un hamburger complet. Toutefois, n'oubliez pas que vous ne pouvez plus rien manger après avoir atteint le seuil des 500 calories.

Pendant les jours de jeûne, la meilleure façon d'éviter la faim est de répartir les calories de façon homogène tout au long de la journée. En faisant cela, les gens n'ont généralement pas très faim pendant la période de jeûne. Concrètement, ils doivent interrompre leur période de jeûne pour prendre un petit-déjeuner, un déjeuner et un dîner.

Il est recommandé d'éviter les aliments sucrés pendant les périodes de jeûne, y compris les fruits et les jus de fruits. En effet, le sucre contenu dans ces aliments provoque une augmentation de la glycémie, ce qui encourage le corps à produire plus de sucre.

Lorsque vous planifiez vos jours de jeûne, tenez compte des jours où vous êtes le plus actif. En vous maintenant occupé, vous n'aurez pas l'impression de jeûner pendant la journée.

Il est recommandé de jeûner pendant les jours de congé pour réduire la sensation de faim. Nous vous recommandons de boire du thé et des tisanes pour combler le vide de votre estomac.

Le régime 5.2 présente de nombreux avantages

L'un des principaux avantages du régime 5.2 est que vous pouvez manger de tout, y compris les aliments que vous aimez, tout en perdant du poids. Vous n'avez pas à vous sentir coupable de manger vos aliments préférés si vous le faites pendant un jour d'alimentation « normal ».

Le régime 5.2 réduit progressivement la graisse corporelle sans nuire à la santé générale. Vous ne risquez pas d'effet rebond car vous consommez chaque jour les mêmes calories que si vous suiviez un régime hypocalorique. L'astuce consiste à ne modifier votre alimentation que deux jours par semaine. Ces jours sont appelés jours de jeûne.

Le jeûne réduit le taux d'hormone IGF-1, ce qui diminue le risque de maladies telles que le diabète, la maladie d'Alzheimer et le cancer.

Le régime 5.2 élimine l'excès de graisse de manière naturelle et saine. Au fil du temps, cela aide votre corps à se débarrasser des kilos superflus et à se maintenir ainsi sans problème. Pendant les premières semaines du régime, vous constaterez une perte de poids impressionnante grâce à l'amélioration des processus métaboliques. Après cette période initiale, il peut s'avérer plus long de perdre du poids et d'obtenir des résultats similaires.

Inconvénients

L'un des principaux inconvénients du jeûne intermittent 5.2 est que de nombreux adeptes adoptent des habitudes alimentaires malsaines en suivant cette méthode. Pour y remédier, suivez l'une des règles de base du régime 5.2 : adoptez une alimentation équilibrée les jours non jeûnés.

Les jours de jeûne, les personnes peuvent ressentir de la fatigue, de la mauvaise humeur ou de la somnolence en raison d'une baisse d'énergie.

Parmi les effets secondaires possibles, citons les douleurs dorsales, la mauvaise haleine, la constipation et la somnolence diurne. En outre, les personnes qui suivent ce régime peuvent ressentir un état de fatigue et de somnolence plus important.

Bien que les études démontrant les avantages du jeûne pour la santé restent hypothétiques, elles ont été menées avec des moyens universitaires légitimes. Cela signifie qu'elles n'ont pas été démenties par une étude scientifique.

Jeûner un jour sur deux

Les jours de jeûne, limitez les calories à 500. Faire cela tous les deux jours vous permettent de changer votre façon de manger. Maintenez une alimentation saine les jours où vous ne jeûnez pas. Par ailleurs, certains adeptes suivent une variante dans laquelle l'apport calorique est réduit à zéro un jour sur deux.

Il est intéressant de noter qu'une étude a montré que les personnes ayant suivi régulièrement ce type de jeûne pendant six mois présentaient des taux élevés de mauvais cholestérol (LDL) après six mois d'arrêt du régime.

Vous pouvez boire des quantités illimitées d'eau et de boissons sans calories telles que du thé ou du café non sucré et non édulcoré. En outre, vous pouvez consommer toutes les boissons alcoolisées que vous souhaitez pendant les jours de restriction calorique.

Il a été observé que les résultats obtenus en termes de perte de poids ne dépendent pas de la quantité de calories consommées. Certains suggèrent de consommer des calories tout au long de la journée, tandis que d'autres recommandent de se concentrer sur le déjeuner ou le dîner.

Combien de poids pouvez-vous perdre en jeûnant un jour sur deux ?

Les études ont prouvé que le jeûne alterné permet de réduire le poids en 8 à 12 semaines.

Le fait de jeûner pendant une durée déterminée chaque jour entraîne une perte de poids d'environ 4 à 6 kg sur une période de trois mois. En revanche, une personne qui ne suit un horaire de repas qu'un jour sur deux connaîtra une perte de poids de 1 à 2 kg sur la même période.

Les glucides raffinés peuvent ralentir la perte de poids. Les personnes qui jeûnent tous les deux jours perdent 15 % de poids de plus que lorsqu'elles ne jeûnent pas. C'est ce qu'ont montré des chercheurs en comparant les résultats de perte de poids de chaque méthode. Les glucides raffinés se transforment rapidement en sucre dans l'organisme, ce qui entraîne un remplissage des réserves de glucose et écourte donc la période pendant laquelle vous vous sentez rassasié.

Risques pour la santé associés au jeûne alterné

Ces programmes d'alimentation présentent des avantages significatifs pour la santé générale, au-delà du contrôle du poids. Il est important de noter qu'ils ne sont pas recommandés pour tout le monde.

Les personnes souffrant de maladies spécifiques doivent éviter les programmes de jeûne. En outre, les enfants, les femmes enceintes et les personnes souffrant de diabète ou ayant un indice de masse corporelle insuffisant ne doivent pas suivre ce type de régime.

Le National Center for Weight and Wellness, basé à Washington, explique que le jeûne d'un jour sur deux peut avoir des effets secondaires négatifs sur l'organisme, tels que des évanouissements, des migraines, de la fatigue et une déshydratation.

Dans les méthodes de jeûne prolongé, comme le jeûne alterné, ces complications sont fréquemment observées. Elles sont plus fréquentes et plus sévères dans la période d'alimentation suivant une période de jeûne.

Il est préférable de consulter un professionnel de la santé ou un diététicien avant de suivre un programme de jeûne.

Le jeûne de 24 heures

Pour effectuer correctement un jeûne hebdomadaire ou bihebdomadaire, il faut rester 24 heures sans manger ni boire. Il est courant de jeûner du petit-déjeuner au petit-déjeuner ou du déjeuner au déjeuner. Cette version peut entraîner des effets secondaires graves, comme la fatigue, la faim, les sautes d'humeur et la baisse d'énergie.

Les jours où vous ne jeûnez pas, vous devez reprendre une alimentation normale.

Y a-t-il des risques ?

Le jeûne peut représenter un danger pour certaines personnes, notamment les enfants, les personnes âgées, les malades chroniques ou les femmes enceintes.

Les régimes basés sur le jeûne total sont dangereux pour les personnes susceptibles de souffrir de troubles alimentaires, car ils peuvent provoquer des crises de boulimie et d'hyperphagie, selon Mme Taylor. En revanche, le jeûne intermittent est considéré comme plus sûr car il produit le même effet tout en s'étalant sur des périodes plus courtes.

Il y a quelques effets secondaires à prendre en compte lorsqu'on évalue les avantages et les inconvénients de ce type de régime. Citons notamment une baisse d'énergie, une sensibilité accrue à la température, une augmentation de la faim et de mauvaises performances sportives ou professionnelles.

Votre médecin est votre meilleur conseiller lorsqu'il s'agit de prendre une décision concernant votre santé. Il connait vos problèmes de santé spécifiques et peut vous fournir des informations sur l'une ou l'autre des options de jeûne.

La nutrition pour chaque type de jeûne

Lorsque vous planifiez soigneusement vos repas et que vous vous abstenez de manger, vous devez également bien faire attention à ce que vous mangez. La clé réside dans les aliments consommés pendant les heures de restriction.

Je vais donc commencer par vous indiquer quels aliments et boissons sont acceptables pendant un jeûne.

Aliments autorisés pendant le jeûne

Pendant les heures de jeûne, vous ne pouvez rien manger ; vous pouvez seulement boire du thé ou du café sans sucre ni édulcorant. En ce qui concerne les périodes entre les jeûnes, il n'y a pas d'aliments spécifiques considérés comme interdits.

Manger les aliments recommandés est une façon de terminer efficacement un jeûne prolongé. Une alimentation saine avec des aliments riches en nutriments peut vous aider à maximiser les bienfaits de ce type d'alimentation.

Voici une liste d'aliments à ajouter à votre routine quotidienne :

- Les protéines bonnes pour l'organisme telles que la viande à faible teneur en matières grasses, le poisson, le poulet, le porc, le tofu et le lait.
- Les fruits sous toutes les formes, tailles, couleurs et variétés. Par exemple : des pommes, des abricots, des myrtilles, des mûres, des fraises, des cerises, des poires, des pastèques, des melons, des prunes et des oranges.
- Tous les légumes sont nécessaires à une vie saine, notamment les tomates, les brocolis, les

choux-fleurs, le chou frisé, les épinards, les choux de Bruxelles, les haricots verts, les choux et les carottes.

- Les alternatives aux glucides sont les céréales, le pop-corn, les pommes de terre, les patates douces et le riz. Les autres options sont les flocons d'avoine, le quinoa et les pâtes complètes.
- Les graisses saines proviennent des poissons tels que les sardines et le saumon, des noix, des œufs et des avocats. On peut aussi les remplacer par du beurre, de l'huile ou des graines.

Quels sont les meilleurs aliments pour rompre le jeûne intermittent ?

Je recommande souvent des aliments alternatifs pour rompre le jeûne, comme le Keto Butter Coffee, un café à base de beurre et d'huile de coco.

Incorporer tous les aliments naturels dans votre menu vous aide à maintenir vos niveaux d'énergie pendant le jeûne. Cela aide le corps à mieux absorber les nutriments des aliments.

Rompre le jeûne avec des protéines maigres

Je choisis de terminer mon jeûne avec une grande variété de viandes, notamment du bœuf, de la dinde, du porc, des fruits de mer, des œufs et du poulet.

Je peux réchauffer des petits gâteaux que j'ai déjà préparés à l'avance et les manger comme premier repas.

Rompre le jeûne avec des graisses saines

Les graisses sont un moyen sain de terminer le jeûne, tout comme les noix et les graines. Les autres options sont l'avocat, l'huile d'olive et le café.

Mangez tous les légumes que vous voulez

Il est courant de rompre le jeûne en mangeant des légumes, par exemple une grande assiette de vos légumes préférés.

Vous pouvez préparer un smoothie vert ou un smoothie aux myrtilles lorsque vous n'avez pas le temps de préparer un repas. Tous deux contiennent beaucoup de vitamines et sont riches en nutriments.

Mangez une portion de fruits

Les fruits sont un moyen délicieux d'obtenir des vitamines et des minéraux. Il suffit d'une seule portion pour maintenir le taux de sucre dans le sang.

En revanche, les fruits en conserve et les jus de fruits contiennent des quantités élevées de sucre, chose que vous devez éviter.

Manger des glucides complexes

J'apprécie de nombreuses céréales complètes comme le riz, l'avoine et les patates douces, ainsi que les pommes de terre blanches, le quinoa et d'autres céréales alternatives.

Il est conseillé d'éviter les aliments riches en sucre lorsque vous êtes à jeun. Privilégiez plutôt les protéines et les sources de graisses saines. Vous pouvez y parvenir en remplaçant les céréales par des œufs durs ou une omelette.

Le jeûne intermittent et la stéatose hépatique

Le jeûne permet au foie d'éviter de développer une stéatose hépatique grâce à la régularité qu'il impose. Il permet également de prévenir la cirrhose.

Il faut savoir que la stéatose hépatique, aussi appelée maladie du foie gras, est à l'origine de toutes les maladies chroniques du foie. Le fait de jeûner périodiquement fait baisser l'indice de stéatose hépatique, ou FLI, ce qui réduit le risque de développer des troubles hépatiques non alcooliques. Le diabète de type 2, la suralimentation et le manque d'activité, peuvent provoquer ces troubles. Une étude prospective observationnelle publiée dans le numéro d'octobre 2015 de Nutrients a examiné les effets du jeûne sur l'indice hépatique. Elle a été menée sur 697 participants de la clinique Buchinger Wilhelmi, située au bord du lac de Constance. La clinique a réalisé une analyse de FLI pour mesurer l'indice de graisse du foie des sujets. Les résultats ont indiqué que 264 personnes avaient un FLI ≥ 60, indiquant une stéatose hépatique ; et 160 personnes avaient un FLI à la limite de la pathologie. 38 diabétiques de type 2 ont été soumis à un jeûne avec des patients de la clinique Buchinger Wilhelmi.

Les résultats de cette étude montrent que le jeûne périodique réduit significativement le FLI de 14,02 points ou plus, les plus grands bénéfices étant observés chez les personnes diabétiques. Le groupe qui jeûnait a vu son FLI diminuer de 19,15 points, tandis que le groupe à haut risque a vu près de la moitié de ses membres passer dans une catégorie de risque inférieure.

Tous les patients ont présenté une perte de poids notable d'au moins $4,37 \pm 2,42$ kg et une réduction de la circonférence abdominale de $5,39 \pm 3,27$ cm. En outre, les taux de glycémie et d'HbA1c ont diminué, de même que les enzymes hépatiques et les lipides sanguins.

Après une perte de poids importante et une réduction significative de la taille de l'estomac, les patients diabétiques ont vu leur état s'améliorer. Le jeûne a également aidé les personnes présentant un taux élevé de FLI, de cholestérol et de GOT, une enzyme hépatique importante.

Un jeûne plus long a permis d'augmenter de 40 % la probabilité de réduire la catégorie de risque. Un modèle mathématique a étayé cette affirmation.

Le jeûne régulier présente plusieurs avantages. Premièrement, il peut réduire la graisse du foie chez les diabétiques et les non-diabétiques. Le jeûne régulier a également un effet préventif, c'est pourquoi il a été mis en place dans le programme Buchinger Wilhelmi. Ce programme propose ce type d'alimentation, qui consiste à boire quotidiennement des bouillons et des jus de fruits biologiques. Ces régimes permettent aux patients de rester calmes et concentrés tout en recevant des soins réguliers de la part de professionnels de la santé.

Pourquoi le foie est-il important ?

Cela n'a rien de nouveau, les effets à long terme d'une mauvaise alimentation est un sujet qui nous intéresse de plus en plus. La stéatose hépatique est une question importante abordée dans cette étude.

Le foie est le plus gros organe de l'appareil digestif qui est responsable de fonctions vitales telles que la digestion, l'excrétion et la régulation de la température corporelle.

Il réalise divers processus de désintoxication qui éliminent les toxines de l'organisme, comme l'ammoniac provenant des déchets produits lors les fonctions corporelles normales. Il peut aussi traiter les toxines que nous ingérons par l'alcool.

Il est responsable de constituer une réserve de vitamines A, D, E et K, ainsi que de glycogène. De plus, il est capable de stocker l'énergie sous forme de glucides. Il favorise le métabolisme des protéines, des lipides et des glucides par la sécrétion de la bile. Il empêche également la perte de sang grâce à un processus de coagulation.

Ce ne sont là que quelques exemples des fonctions essentielles du foie, mais la vérité est qu'il exerce beaucoup plus de fonctions et nécessite donc d'être en bonne santé.

Le jeûne intermittent et le foie gras

Retirer de votre régime alimentaire les aliments malsains et l'alcool peut traiter efficacement la stéatose hépatique. Si vous le faites, vous aiderez à prévenir d'autres problèmes de santé à long terme.

Le jeûne est un moyen efficace de traiter les lésions hépatiques. Pour cela, il a besoin d'un système bien développé.

Le jeûne a de nombreux effets positifs, dont la perte de poids qui se produit lorsque l'on consomme moins de calories que ce que l'on brûle. Parmi les autres avantages, citons l'amélioration de la santé du foie lorsque le jeûne est associé à une alimentation saine et à un exercice physique régulier.

On parle de graisse hépatique anormale lorsqu'elle nécessite une perte d'IMC de 5 % ou plus, ainsi qu'une perte de poids d'au moins 7 %. A partir d'une perte de poids de 10%, on observe une diminution de l'inflammation du foie et une réduction de la fibrose. Lorsque l'IMC diminue à 4 %, 3 %, 2 % ou 1 %, on observe des réductions significatives de la stéatose hépatique, de l'inflammation et de la fibrose.

Une étude de 2020 a conclu que la stéatose hépatique non alcoolique (SHNA) est souvent le résultat d'un syndrome métabolique et de ses maladies associées. Il s'agit notamment de la résistance à l'insuline et de l'obésité.

Comme il n'existe pas de médicaments approuvés pour guérir la stéatose hépatique, les traitements se concentrent sur le changement des habitudes de vie et la réduction des facteurs de risque. Cela signifie notamment des changements dans le régime alimentaire et l'activité physique.

En théorie, le jeûne peut contribuer à prévenir le développement du syndrome métabolique et à contrôler, voire à éliminer, la résistance à l'insuline.

La clé du stockage des graisses et de leur décomposition est l'insuline. Une quantité trop faible de cette hormone crée une tendance à l'oxydation des graisses plutôt qu'à leur création.

Le jeûne est un élément essentiel dans la gestion de l'excès de graisse viscérale. Il aide également les gens à ajuster leur métabolisme afin d'utiliser les graisses comme source d'énergie.

Il a été prouvé que le microbiote intestinal, le stress oxydatif et les lésions mitochondriales ont un lien avec le développement de la SHNA.

Un microbiote sain joue un rôle essentiel pour se maintenir en bonne santé. Comme indiqué plus haut, le jeûne améliore la santé de votre microbiote. Cet avantage comprend également l'autophagie, la régulation du taux de cholestérol et la réduction du risque d'autres maladies liées au foie gras.

Il faut bannir les habitudes alimentaires malsaines et éliminer la consommation d'alcool. Il convient aussi d'éviter le fructose et de réduire sa consommation de sucre. Il est important d'éviter la farine ainsi que les boissons gazeuses et autres jus de fruits.

Parmi les aliments bons pour la santé figurent les myrtilles, les légumes verts à feuilles comme les épinards et la laitue, les brocolis, les avocats et le saumon. Privilégiez également les aliments riches en oméga-3, comme les poissons gras et les sardines. Enfin, sachez que le foie apprécie particulièrement les vitamines C et D, le zinc, le thé vert et le pamplemousse.

Chapitre 3 : Se préparer à commencer le jeûne

Maintenant que vous avez toutes les informations, il est temps de passer à l'action. Je vais donc vous préparer au jeûne alimentaire, mais pas seulement.

Les aliments à commencer à manger

Maintenant que vous avez compris quand manger, vous vous demandez peut-être ce que vous pouvez manger pendant les périodes d'alimentation. La plupart des méthodes de jeûne intermittent entraînent la perte involontaire de certains macronutriments (comme les protéines ou les graisses saines) ou micronutriments (comme les vitamines A, B, C, D, le zinc ou les électrolytes).

Il est très important de s'assurer que vous mangez bien, car ce n'est pas le moment de consommer peu de calories. L'objectif est d'obtenir tous les nutriments en moins de repas. Voici les principaux aliments à consommer en période d'alimentation.

Protéines

Les protéines sont primordiales pour la santé générale, l'immunité et le maintien de la masse musculaire. Les muscles sont essentiels pour équilibrer le taux de sucre dans le sang et entretenir votre métabolisme. Le manque de muscle favorise la prise de poids, la hausse de la glycémie et la perte de force.

N'oubliez pas d'inclure dans votre alimentation des aliments tels que le yaourt nature, le kéfir, le petit-lait ou le fromage blanc, car ils sont riches en probiotiques qui favorisent un microbiome intestinal sain.

Les aliments suivants sont d'excellentes sources de protéines :

- Côtelette de porc
- Entrecôte de bœuf
- Œuf
- Kéfir nature
- Légumineux
- Cuisse de poulet
- Noix et graines
- Protéines de pois en poudre (sans sucres ajoutés)
- Protéines de lactosérum en poudre (sans sucres ajoutés)
- Fromage blanc
- Saumon
- Yaourt nature

Pendant le jeûne, il peut être difficile de consommer suffisamment de protéines. L'inclusion dans votre régime alimentaire d'acides aminés spécifiques tels que la L-glutamine ou les acides aminés à chaîne ramifiée (BCAA) peut offrir de grands avantages.

Graisses saines

La consommation de graisses saines est essentielle pour être en bonne santé. De nombreuses personnes ont peur des graisses alors qu'elles ne devraient pas. Les graisses saines sont essentielles à la santé cellulaire, à l'énergie, à la sécrétion d'hormones, à la production de chaleur et à la protection des organes. L'ajout de graisses à votre alimentation est aussi nécessaire pour métaboliser les nutriments liposolubles tels que la vitamine D, la vitamine E, les compléments alimentaires multivitaminés et même les herbes et épices comme le curcuma ou le romarin. Ces vitamines nécessitent des graisses, elles sont donc insolubles dans l'eau.

Voici les principales sources de graisses saines :

- Huile d'avocat
- Huile de noix de coco
- Huile d'olive
- Huile de triglycéride à chaîne moyenne (MCT)
- Olive
- Avocat
- Beurre clarifié
- Noix et beurre de noix
- Graine de chia
- Graine de lin

Poissons et fruits de mer

Tous les types de fruits de mer sont excellents pour accompagner un jeûne intermittent. Certains poissons, comme le saumon sauvage ou les sardines, sont non seulement riches en protéines, mais aussi en graisses oméga-3, nécessaires à une santé optimale et à la réduction de l'inflammation cellulaire. Le DHA et l'EPA sont des graisses essentielles de la famille des oméga-3 obtenues par l'alimentation. Malheureusement, de nombreuses personnes présentent une carence en oméga-3 en raison du jeûne intermittent. Les suppléments alimentaires peuvent donc être une bonne option pour y remédier.

Les poissons et fruits de mer nécessaires pour un jeûne intermittent optimal sont les suivants :

- Anchois
- Maquereau
- Crevette
- Crabe
- Homard
- Moule
- Huître
- Saumon sauvage
- Sardine
- Truite arc-en-ciel

Légumes

N'oubliez pas que les légumes sont essentiels pour une santé optimale et que les inclure dans votre alimentation pendant un jeûne intermittent est une bonne stratégie. Les légumes agissent également comme des prébiotiques : des fibres alimentaires qui favorisent le développement des bactéries bénéfiques de l'intestin. Ils contribuent donc à avoir un intestin plus sain, un corps plus mince et une santé optimale.

Voici une liste des légumes nutritifs à manger pendant un jeûne intermittent :

- Blette
- Algues marines
- Roquette
- Brocoli
- Céleri
- Chou de Bruxelles
- Chou-fleur
- Asperge
- Epinard
- Chou

Fruits

Pendant le jeûne intermittent, les fruits peuvent être une bonne source d'aliments riches en nutriments. Toutefois, il est important de choisir des fruits dont la teneur en sucre est faible ou modérée, car une trop grande quantité de sucre (fructose) dans les fruits peut entraîner des problèmes de santé et annuler bon nombre des avantages du jeûne.

Les meilleurs fruits pour le jeûne intermittent sont les suivants :

- Avocat
- Framboise

- Fraise
- Kiwi
- Citron jaune ou vert
- Pomme
- Mûre
- Tomate
- Pamplemousse

Céréales complètes

Les céréales complètes représentent un type d'aliment à part entière qui, pour beaucoup, n'augmente pas la restitution des sucres dans le sang, l'inflammation ou l'inconfort intestinal, mais qui pour d'autres a l'effet contraire. Si vous faites partie des personnes qui ne supportent pas les céréales en raison des lectines ou du gluten qu'elles contiennent, éliminez-les de votre liste de courses. N'oubliez pas d'éviter tous les aliments raffinés, y compris les céréales comme la farine blanche. Parmi les céréales complètes saines qui permettent d'optimiser le jeûne intermittent, citons :

- Riz noir bio
- Riz sauvage bio (qui est en fait une graine)
- Riz brun bio
- Avoine bio
- Millet bio
- Quinoa bio

Céréales et légumineuses

Les céréales et les légumineuses sont d'excellents choix pour les jeûnes intermittents. Plus vous en consommez fréquemment, plus ils sont efficaces. Ils contiennent des fibres, des antioxydants, des protéines, des vitamines B et d'autres vitamines et minéraux. En outre, ils contribuent à équilibrer la glycémie, à réduire la faim et les fringales (idéal pour le jeûne intermittent), à réduire le taux de cholestérol LDL et à améliorer la santé intestinale, ce qui est essentielle pour la santé en général.

Les céréales et les légumineuses les plus riches en nutriments sont les suivantes :

- Haricots noirs
- Haricots blancs
- Haricots rouges
- Haricots verts
- Pois chiche
- Lentilles

Herbes et épices

Les herbes et les épices ont de puissants effets anti-inflammatoires et sont également délicieuses. Elles permettent d'optimiser les résultats du jeûne intermittent. Vous devriez donc ajouter des herbes et des épices à tous vos repas.

Les principales herbes et épices sont les suivantes :

- Cannelle
- Clous de girofle
- Curcuma
- Gingembre
- Romarin
- Sauge
- Thym

Boissons

Il est important de se rappeler que tout ce qui contient des calories rompt le jeûne, comme les boissons gazeuses, les jus de fruits, le café ou le thé avec du lait, de la crème ou des édulcorants.

Vous pouvez donc boire de l'eau et du café ou du thé mais sans sucre, édulcorant, lait ni crème. En fait, le café et le thé (surtout le thé vert) peuvent contribuer à renforcer les bienfaits du jeûne intermittent...

Les meilleures boissons pour optimiser le jeûne intermittent sont les suivantes :

- Eau
- Eau pétillante
- Café noir
- Thé vert
- Tous les thés, y compris les tisanes

Le jeûne intermittent est une façon simple et sûre de s'alimenter, les résultats le prouvent. Ne pas manger peut sembler intimidant au début, mais une fois que vous avez commencé à le faire, c'est en fait un moyen puissant et facile d'améliorer votre santé globale, votre poids, votre cerveau et votre santé intestinale. Il est également important de noter que le jeûne affecte la façon dont le corps absorbe certaines vitamines et certains médicaments, il est donc préférable de toujours prendre vos médicaments avec de la nourriture.

Si les Romains de l'Antiquité utilisaient le jeûne intermittent pour rester en forme, forts et en bonne santé, pourquoi pas vous ?

Gérer la faim émotionnelle

L'acte de manger peut parfois avoir une connotation négative. Nous pensons avoir faim malgré nos angoisses face à la nourriture, et le résultat est souvent excessif. Notre esprit nous oriente généralement vers un type d'aliment spécifique qui nous parait être riche en glucides. Nous sentons que nous avons besoin de cet aliment particulier, mais notre faim émotionnelle est-elle justifiée ou est-elle l'expression d'un besoin ? Pour comprendre la faim émotionnelle, il faut la différencier de la faim réelle.

Qu'est-ce que la faim émotionnelle ?

La faim émotionnelle est définie comme le désir de manger de grandes quantités de nourriture. Ce désir est motivé par un état émotionnel, indépendamment de la faim réelle ou du manque de nourriture. Lorsque nos habitudes alimentaires sont motivées par des émotions négatives, nous ne répondons à aucun besoin biologique ou physiologique. La faim émotionnelle se manifeste donc quand ce sont nos émotions qui nous guident, et non pas nos besoins vitaux.

Manger pour soulager le stress est une illusion. En effet, votre corps assume naturellement un appétit vorace, indépendamment de votre niveau de stress. Le cortisol, l'hormone du stress, donne des envies de glucides. Votre corps s'attend à se sentir mieux après avoir évacué le cortisol par la nourriture.

Lorsque nous avons vraiment faim, nous recherchons par réflexe des aliments qui contiennent des protéines et des légumes. Nous connaissons ce sentiment et pouvons le reconnaître rien qu'en regardant l'heure. La faim émotionnelle, quant à elle, peut survenir à n'importe quel moment et donne envie de sucreries.

Quelles sont les différences entre la faim émotionnelle et la faim réelle ?

La nourriture est la solution fonctionnelle à nos besoins et à nos désirs. Comme nous l'avons déjà mentionné, ces besoins peuvent être classés en deux catégories distinctes. Cependant, certaines personnes présentent souvent des caractéristiques supplémentaires qui divisent ses catégories.

La faim émotionnelle se manifeste soudainement, sans avertissement.

La faim réelle intervient à intervalles réguliers, lorsque l'estomac est vide, ce qui correspond généralement à l'heure habituelle des repas.

Les pâtisseries satisfont la faim émotionnelle grâce à leur goût spécifique.

Lorsque vous ressentez la sensation de faim réelle, vous pouvez envisager plusieurs options et choisir les plus saines.

Avant de ressentir un besoin émotionnel intense, une personne passe par un changement de perception, un changement de circonstances ou un moment difficile.

L'excitation n'accompagne pas la sensation de faim réelle.

Lorsque vous avez vraiment faim, votre corps a besoin de quelque chose qui lui manque.

Comment puis-je reconnaître quand ma faim est émotionnelle ?

Il vous suffit de vous demander pourquoi vous mangez au moment où vous êtes à table. C'est très important, car le fait de manger pour de mauvaises raisons crée une relation malsaine avec la nourriture, ce qui peut conduire à des troubles alimentaires très dangereux pour votre santé.

Faites-vous ces réflexions lorsque vous avez faim.

La faim émotionnelle survient lorsque je pense à des aliments spécifiques dont j'ai besoin pour satisfaire mes besoins émotionnels. Si j'ai envie d'aliments transformés ou d'aliments sucrés sans raison apparente, cela indique que j'ai une faim émotionnelle.

Vous mangez de manière émotionnelle lorsque vous choisissez d'acheter quelque chose sans avoir pris le temps d'y réfléchir d'abord. Cependant, vous pouvez toujours prendre un temps de réflexion en attendant d'arriver chez vous. Posez-vous les questions suivantes :

Après avoir fait des exercices pour calmer mon anxiété, est-ce que je ressens toujours la faim, ou est-ce que la sensation a disparu ?

Quand suis-je triste et quand ai-je faim ?

La nourriture doit toujours être considérée comme un élément nécessaire au corps ; elle ne doit pas être utilisée pour combler temporairement un vide émotionnel ou pour se faire plaisir. La nourriture ne doit jamais être considérée comme une récompense ni un plaisir, elle est nécessaire au fonctionnement du corps. Ce sont nous qui conditionnons notre esprit à voir la nourriture de cette façon.

Quelles sont les conséquences de la faim émotionnelle incontrôlée ?

- Anorexie
- Faible estime de soi
- Boulimie
- Dépression accompagnée d'un syndrome spécifique

- Images qui provoquent l'anxiété
- Obésité
- Troubles du métabolisme

L'alimentation joue un rôle fondamental dans nos vies.

Comment puis-je contrôler la faim émotionnelle ?

Il est essentiel de bien comprendre qu'il s'agit d'une courte période. Efforcez-vous donc de trouver quelque chose pour vous divertir en attendant l'heure de manger.

Conseils pour vous aider à gérer la faim

Le jeûne intermittent est une méthode efficace pour perdre du poids. Cependant, certaines personnes qui l'essaient craignent de mourir de faim. Ces conseils peuvent vous aider à réussir.

Les personnes qui ne sont pas familiarisées avec ce mode d'alimentation peuvent avoir besoin d'un récapitulatif. Comme son nom l'indique, cela consiste à alterner des périodes d'alimentation et de jeûne. Cela se fait généralement par l'utilisation de régimes ou de méthodes cétogènes. Ces derniers sont considérés comme difficiles à essayer pour certaines personnes en raison des risques qu'ils comportent. Cependant, ces régimes se sont avérés efficaces pour perdre du poids chez ceux qui les essayent. Les gens croient souvent qu'ils vont mourir de faim s'ils essaient ces techniques. Avant de les mettre en pratique, vous devez envisager la possibilité que ce soit le cas pour vous. Ces conseils vous aideront à rompre le jeûne et à faire un essai.

Les différents régimes exigent des durées de jeûne différentes. Nombreux sont ceux qui préfèrent le programme de jeûne de 12 heures car il est le plus facile à suivre. Autre type de jeûne populaire, celui de 16 heures, qui limite les repas à 8 heures par jour, par exemple de 12 à 20 heures.

Pendant les heures où l'on ne mange pas, que peut-on faire pour éviter d'avoir faim ?

Boire du café ou du thé

Le café peut aider votre corps à rester énergique et il permet de couper l'appétit. Il a également tendance à vous faire sentir rassasié et contribue à accélérer votre métabolisme. Cela en fait un excellent choix pour le jeûne.

Vous pouvez vous procurer des thés à forte teneur en théine à la place du café. Les thés les plus populaires sont le rouge, le blanc et le vert.

Boire de l'eau gazeuse

Pendant un régime de jeûne intermittent, l'eau pétillante aide à garder l'estomac et les intestins propres. Elle contribue également à maintenir l'hydratation de l'organisme, ce qui est essentiel avec ce type de régime.

Qu'elle soit gazeuse ou plate, l'eau permet d'augmenter la satiété et de diminuer la sensation de faim. Il est recommandé d'alterner eau gazeuse naturelle et artificielle.

Ne renoncez jamais aux glucides

Après le jeûne, notre corps a besoin de glucides pour fournir le sucre qui nous a manqué. Les glucides sont également rassasiants, ce qui signifie qu'ils réduisent notre appétit pour que nous n'ayons pas faim. En outre, il convient de noter que tout régime riche en glucides peut facilement être adapté à tous les aliments. En effet, les glucides sont indispensables au bon fonctionnement de notre organisme. Ils fournissent à notre corps l'énergie dont il a besoin après le jeûne, ainsi que la satiété et la nutrition.

À jeun, il est recommandé de consommer un smoothie protéines-glucides ou protéines-lipides après s'être abstenu de manger pendant au moins six heures. Cela permettra de rétablir des niveaux d'insuline corrects et d'éviter des apports glycémiques trop élevés. L'un des médecins présentés dans l'une des vidéos populaires du Dr Antonio Hernandez recommande les protéines et les glucides à cette fin.

Pour les nutriments essentiels, la viande, les œufs, les champignons, le tofu et d'autres légumineuses et plantes fournissent des protéines. Les noix apportent

également des fibres, un sentiment de satiété, et constituent un excellent carburant avant de se lancer dans
une nouvelle période de jeûne.

Les fruits peuvent être vos alliés

Il est important de faire attention à ce que nous mangeons pendant un jeûne intermittent. En effet, il est essentiel de choisir ce que l'on va manger pendant cette
période pour éviter de mourir de faim. Manger des
fruits est un choix alimentaire sain, car ils sont riches
en vitamines, en fibres et en eau. De plus, ce choix aide
à améliorer le transit intestinal en fournissant des fibres
alimentaires qui rassasient et contribuent au bon fonctionnement du système digestif.

Si vous avez trop faim, ne le faites pas

Pour mettre en œuvre correctement ce régime, il est essentiel de comprendre qu'il ne fonctionnera pas pour
tout le monde. Il n'est pas recommandé aux femmes
enceintes, aux personnes souffrant de troubles de l'alimentation ou aux personnes souffrant d'anxiété alimentaire. Si vous pratiquez le jeûne intermittent mais
que vous ressentez toujours la faim ou que vous êtes
nerveux en permanence, il vaut mieux abandonner.
Dans le cas contraire, lorsque vient le moment de manger, vous aurez tendance à vous laisser tenter par des
aliments malsains. En effet, les experts estiment que le

manque d'uniformité de vos horaires de repas pousse votre corps à réclamer plus de calories qu'il ne devrait. Ils expliquent qu'il ne faut pas être extrême dans ses habitudes de jeûne ou d'alimentation, mais plutôt s'en tenir à un horaire régulier.

Comment recommencer à manger après un jeûne inter-mittent ?

Il est recommandé d'arrêter progressivement un pro-gramme de jeûne intermittent. Cela est nécessaire car c'est un procédé extrêmement rigoureux. En fait, il est suggéré d'être encore plus prudent que d'habitude avant de rompre le jeûne. La méthode idéale est de manger des aliments contenant des fibres, des protéines et des graisses. Le jeûne est un excellent outil pour perdre du poids ; cependant, ses résultats diminuent considérablement si une personne choisit de le rompre avec des aliments qu'elle ne devrait pas consommer. Une bonne option consiste à manger de la viande, du poisson, ou encore une grande salade.

Il est important de comprendre les changements à long terme qui se produisent dans le corps pendant un jeûne prolongé. Il s'agit notamment de changements au ni-veau de la pression sanguine, de l'équilibre des liquides et du rythme cardiaque. En outre, certaines personnes ont du mal à assimiler certains légumes lorsqu'elles jeûnent pendant plusieurs heures. Il est également im-portant de ne pas manger de viande crue, d'œufs ou de produits laitiers pendant la période d'abstinence alimentaire. Certaines personnes ne supportent pas non plus l'alcool. Il est difficile de rompre un jeûne si votre niveau d'hydratation est bas. Il est recommandé de limiter les graisses dans l'alimentation, surtout en cas de rupture de jeûne après une longue période. En effet, la digestion des graisses est lente et peut provoquer des problèmes digestifs lorsqu'on commence une période d'alimentation. Il est préférable d'éviter les légumes cuits lors de la rupture du jeûne. Le Dr. Bandera recommande de ne pas omettre les graisses essentielles comme l'huile d'avocat, l'huile de coco, ou encore l'huile d'olive extra vierge. La patience en matière d'alimentation est également la clé du succès.

Il est important de manger sainement lorsque le jeûne est de courte durée. Limiter les aliments transformés et éviter de vous gaver d'aliments riches en sucre aidera votre corps à perdre du poids sans trop d'efforts. Quant au jeûne, je recommande de prendre son temps pour le rompre et de suivre des régimes hypocaloriques.

Vous pouvez rompre le jeûne avec du saumon au four avec de la sauce soja et du miel, une tarte au bar, un sauté d'épinards et de champignons et un poisson au four. Vous pouvez également prendre du brocoli avec une vinaigrette aux tomates séchées et un bouillon léger accompagné d'œufs au four. Comme autre option saine, je vous recommande une crème de potiron aux palourdes, un bouillon de poisson léger au four ou des lasagnes aux courgettes.

À jeun, je recommande de boire du vinaigre de cidre de pomme, un moyen efficace d'aider le corps à décomposer correctement les aliments. Le vinaigre de cidre de pomme est riche en acide acétique, qui aide le corps à digérer les aliments et à se rassasier. Il peut également améliorer la sensibilité à l'insuline et à d'autres hormones. En outre, le vinaigre de cidre de pomme biologique est encore meilleur car il peut aider le corps à maintenir une absorption correcte des nutriments.

Le jeûne intermittent est une pratique saine qui peut vous aider à perdre du poids et à gagner en bien-être. Toutefois, cela fonctionne uniquement si vous le faites comme il se doit. Tout d'abord, vous devez comprendre toutes les clés pour y parvenir. Il s'agit de prendre un engagement et de ne pas s'en servir comme excuse pour se gaver de friandises, augmenter son apport calorique, ou même sauter des repas réguliers.

Exercice et recommandations

Peut-on combiner exercice et jeûne intermittent ?

L'expert insiste sur l'importance d'une pratique correcte en fonction d'objectifs précis. Par exemple, choisir d'utiliser le jeûne intermittent pour perdre du poids est une décision intelligente. Cela accélère le métabolisme du corps et l'aide à brûler les graisses. Par conséquent, l'associer à l'exercice physique permet de brûler encore plus de graisses corporelles.

Dans ce cas, le nutritionniste recommande de combiner des circuits d'entraînement fonctionnel avec des exercices d'aérobic d'intensité faible à moyenne.

Les conseils des nutritionnistes contredisent l'idée que prendre de la masse nécessite un régime hypercalorique. Comme nous l'avons dit, il est difficile d'obtenir suffisamment de calories en seulement 2 repas ou par périodes de 8 heures. Cela n'est pas possible si vous essayez d'augmenter votre masse musculaire en même temps.

Pendant un entraînement d'endurance, il faut tenir compte de la quantité de calories et de nutriments dans l'apport quotidien de l'organisme. En effet, un exercice intense ou fréquent nécessite un apport calorique élevé pour reconstituer l'énergie dépensée. C'est difficile étant donné qu'il faut souvent manger seulement trois à cinq heures par jour.

Puis-je faire de l'exercice pendant le jeûne ?

Les experts recommandent que le régime de jeûne soit de 8/16. C'est parce qu'ils considèrent que c'est le plus efficace. Pour y parvenir, les nutritionnistes recommandent de faire de l'exercice vers 14 heures, c'est-à-dire au moment où l'on mange les premiers aliments après le jeûne.

Pendant le Ramadan, les musulmans doivent s'abstenir de manger ou de boire pendant la journée. C'est ce que l'on appelle la période de jeûne. Les musulmans qui pratiquent des sports de haute intensité nécessitant beaucoup d'énergie bénéficient d'une attention particulière en matière de jeûne. Ils peuvent manger jusqu'à trois heures après leur premier repas de la journée. Cependant, ils doivent être attentifs à leur taux de cortisol et éviter le surmenage.

Le matin, les exercices de gym peuvent être effectués juste après le réveil. Cela permet de laisser passer plusieurs heures avant de rompre le jeûne. C'est ce que recommande le diététicien Soriano, pour qui un petit-déjeuner riche en protéines peut vous aider à vous sentir rassasié pendant plus longtemps.

À quel moment du jeûne puis-je faire de l'exercice ?

Comme l'entraînement et l'alimentation quotidienne dépendent d'une bonne nutrition, nous avons demandé au Dr Soriano de nous aider à concevoir un programme nutritionnel. Chaque personne a besoin de nutriments spécifiques pour pouvoir s'alimenter. Nous choisissons automatiquement des aliments frais et naturels lorsque nous élaborons notre programme de nutrition.

Les gens peuvent faire un poke bowl à la maison en associant certains aliments comme le riz, la pomme de terre, la patate douce et d'autres aliments riches en glucides. Ils peuvent ajouter des protéines animales comme la viande, le poisson ou les œufs, des légumes comme l'edamame, le quinoa et le chou frisé, et des graisses saines comme les noix ou l'avocat. Il s'agit de recettes de poke bowl que vous pouvez sauvegarder pour une utilisation future.

L'ajout de noix, de fruits, de graines telles que le chia et le sésame à notre supplément complet de micronutriments complétera l'apport de vitamines et de minéraux.

L'expert recommande de manger des aliments naturels et sains et d'éviter les aliments transformés. Ce sont des alternatives plus saines aux aliments avec lesquels les gens ont tendance à remplacer leurs repas habituels. Cela permet d'améliorer votre éthique du travail et vos performances en salle de sport pendant les heures de jeûne.

Chapitre 4 : Le jeûne intermittent peut-il aider à nettoyer le foie ?

Pendant les mois d'hiver, nous sommes plus susceptibles de souffrir d'eczéma, d'un taux de cholestérol élevé, d'une langue jaune ou blanche ou d'un manque d'énergie, car les toxines ne sont pas évacuées de notre système. Si notre foie ne fonctionne pas de manière optimale, la cause probable en est une mauvaise élimination des toxines.

Les cellules du foie, appelées hépatocytes, remplissent jusqu'à 500 fonctions différentes. Elles fonctionnent comme un laboratoire chimique qui aide le corps dans des processus essentiels et complexes. Le foie est l'organe le plus volumineux du corps, il pèse près de 2 kg. La bile neutralise l'acide gastrique pour créer du chyle basique. La bile est nécessaire pour émulsionner les graisses dans les intestins ; ce processus accélère leur absorption. La bile produit également la plupart des protéines du plasma sanguin, qui servent de réservoir et de coagulateur du sang. Elle est responsable du vieillissement des globules rouges, dont la destruction crée de l'hémoglobine stockée.

Le foie contient des vitamines liposolubles A, E, D et K, ainsi que du glycogène, une forme de glucose stockée en dehors des cellules. Il emmagasine également des acides gras, des glucides stockés dans des molécules lipidiques et des acides aminés.

L'arsenal d'enzymes du foie transforment les molécules toxiques en particules facilement éliminables. Cela empêche les toxines stockées d'endommager les autres organes vitaux et entraîne leur expulsion par l'urine, la bile ou le sang. Le foie joue un rôle crucial dans l'élimination de toutes les substances traitées par l'organisme, y compris les matières alimentaires et les nutriments.

Cet organe tente naturellement d'éliminer les toxines du corps par un processus appelé "saturation". Cela se produit lorsqu'il n'est pas trop chargé en graisses, alcool, viande ou autres aliments sucrés. Lorsque le foie est saturé, il ne peut pas remplir correctement ses fonctions basiques. Cela conduit à une accumulation de toxines dans le reste du corps et à des problèmes de santé collatéraux. Citons, par exemple, des difficultés à réguler la digestion, un risque accru de développer des maladies de la peau et un taux de cholestérol élevé. Si le méridien du foie se sent léthargique ou inefficace, cela peut être un signe que l'esprit est inactif ou indécis. Par ailleurs, les problèmes liés au méridien du foie peuvent se manifester par des difficultés à se concentrer, un manque de concentration ou une activité mentale excessive.

Un exercice régulier et une alimentation saine sont nécessaires pour maintenir une bonne santé du foie. Pour une santé optimale, il est important de maintenir un équilibre sain entre la charge et la purification. Au printemps et à l'automne, la plupart des gens peuvent nettoyer leur corps des toxines en toute sécurité. Cependant, de nombreuses personnes trouvent nécessaire de nettoyer leur foie lorsqu'elles suivent des traitements médicamenteux ou mangent plus que d'habitude. Il est également recommandé de purger son corps lorsque l'on est stressé ou que l'on fait des excès.

Les matières toxiques endommagent notre corps, qui traite les toxines par les poumons, le foie, les reins et la peau. Elles sont éliminées par la sueur, la respiration, les excréments et l'urine. De nombreuses habitudes malsaines peuvent provoquer une accumulation de substances toxiques dans l'organisme. Cela peut conduire au développement de maladies dans le corps en raison d'un environnement favorable à leur croissance dans l'organisme.

De nombreux produits ménagers, aliments et boissons contiennent des substances chimiques nocives qui entrent en contact avec notre corps quotidiennement. En effet, les entreprises agricoles veulent augmenter leur production en utilisant des hormones, des pesticides et des herbicides dans leurs produits. Pour produire davantage, ces entreprises doivent nourrir leurs animaux avec des produits laitiers riches en graisses ou de la viande rouge. En outre, les agriculteurs pulvérisent leurs cultures avec des herbicides chimiques.

Plus de 1000 cultures et mauvaises herbes différentes sont couramment traitées avec des pesticides dans le monde. Toutefois, ce n'est le cas que dans l'Union européenne. Rajoutons à cela que plus de 6 051 tonnes de substances actives sont utilisées dans les médicaments vétérinaires.

Les additifs cosmétiques, les conservateurs, les arômes et les additifs alimentaires peuvent se faire passer pour des ingrédients naturels. C'est notamment le cas des épaississants, des colorants artificiels et des conservateurs qui permettent de conserver plus longtemps la fraîcheur des aliments transformés. Outre les produits chimiques toxiques que l'on retrouve dans notre société, l'excès de sel et de sucre, ainsi que la nicotine, la caféine et l'alcool sont également néfastes pour la santé.

Notre corps stocke les polluants dans les dépôts de graisse tels que les fesses, les hanches et les avant-bras pour se protéger des dommages. Les toxines inhibent également la fonctionnalité de nos organes, acidifient notre corps et l'empêchent d'être à 100%. Nous pouvons éliminer les toxines de notre corps en nous débarrassant d'abord de la graisse.

Ce que vous pouvez faire

Il est évident que je ne peux pas vivre dans une bulle ou dans un environnement artificiel. Cependant, en améliorant la qualité de mon environnement, je peux vivre bien. Apporter de petits changements à votre routine peut vous aider à gérer le stress.

Selon une étude de la NASA de 1989, les meilleures plantes purificatrices d'air à utiliser dans une maison sont celles qui ont une faible visibilité. Parmi elles, certaines sont faciles à trouver sur le marché.

Le Pothos (epipremnum aureum) est un type de plante grimpante couramment utilisée comme plante ornementale.

Le lis de la paix (spathiphyllum) ou fleur de la paix est elle aussi souvent utilisée comme plante ornementale.

Le palmier chinois ou palmier bambou, également connu sous le nom de rafflesia, est un autre exemple de plante ornementale.

La langue de la belle-mère ou langue du tigre (Sansevieria trifasciata) peut quant à elle être utilisée comme substitut de la choucroute.

L'arbre à caoutchouc, également connu sous le nom de ficus robusta, est composé de nombreuses branches flexibles.

L'utilisation de purificateurs d'air contenant des huiles essentielles telles que l'eucalyptus, la citronnelle, la camomille, la menthe poivrée et la lavande nettoiera et rafraîchira l'air de votre chambre.

Nettoyez votre maison de manière naturelle et biologique sans utiliser de nettoyants chimiques en fabriquant vos propres savons, en utilisant du jus de citron pour désinfecter et en passant la serpillière avec de l'eau mélangée à de l'huile de coco.

Il est important d'utiliser des produits de soins corporels qui ne contiennent pas de parabènes ou d'autres produits chimiques nocifs. De nombreuses crèmes pour la peau, lotions et produits de maquillage contiennent des ingrédients qui traversent la peau et passent dans le sang. Essayez donc d'utiliser des produits de soins corporels naturels dans la mesure du possible.

Pour éliminer les goûts ou les odeurs indésirables de votre douche ou de votre eau, utilisez un filtre à eau. Certains filtres éliminent même les virus et les bactéries des sources d'eau publiques. Par ailleurs, les filtres débarrassent l'eau de métaux lourds tels que le cuivre et le mercure.

Enfin, les légumes et les fruits issus de l'agriculture biologique sont vivement recommandés dans le cadre d'un régime sain.

Symptômes d'un foie gras et rempli de toxines

Le syndrome du foie gras est également connu sous le nom de stéatose hépatique, qui correspond à une accumulation de graisse. En petites quantités, avoir un peu de graisse est tout à fait normal ; en revanche, une accumulation importante de graisse peut être dangereuse. Le foie est le deuxième plus grand organe du corps ; il joue un rôle important dans la transformation des nutriments provenant des aliments et des boissons, ainsi que dans la filtration des substances nocives présentes dans le sang.

Les foies endommagés ne peuvent plus accomplir des tâches essentielles, comme la filtration du sang, en raison de l'inflammation. Cela peut entraîner une insuffisance hépatique et des cicatrices. La présence d'une trop grande quantité de graisse peut causer ce problème.

Un diagnostic de stéatose hépatique chez les personnes qui consomment régulièrement des quantités excessives d'alcool est connu sous le nom de stéatose hépatique alcoolique ou SHA.

Entre un quart et un tiers des personnes aux États-Unis et en Europe sont atteintes de stéatose hépatique non alcoolique ou SHNA. Ce terme s'applique aux 25 à 30 % des personnes qui ne consomment pas régulièrement de grandes quantités d'alcool.

Le foie gras passe souvent inaperçu. Cependant, vous pouvez ressentir une gêne ou une douleur dans la partie supérieure droite de votre abdomen.

Des complications telles que la cicatrisation du foie ou la fibrose hépatique peuvent être observées chez les patients atteints de ce type de maladie. Voici d'autres complications possibles :

- Cirrhose
- Envie accrue de manger
- Perte de poids
- Faiblesse
- Fatigue

- Saignement de nez
- Peau irritée
- Yeux jaunes
- Une couche ressemblant à une toile d'araignée recouvre l'épiderme
- Douleurs abdominales
- Distension abdominale
- Jambes gonflées
- Augmentation mammaire chez l'homme
- Confusion

C'est une maladie qui met la vie en danger.

Les causes de la stéatose hépatique sont actuellement méconnues.

Lorsque le corps produit plus de graisse qu'il ne peut en métaboliser, cela devient un problème. Cela entraîne le stockage de graisse dans les cellules de l'organe. Les personnes atteintes de ce type de maladie présentent une accumulation de graisse dans le foie.

Un large éventail d'explications peut répondre à la raison de l'accumulation de graisse.

La maladie du foie gras est le prélude à d'autres maladies du foie apparentées. Elle peut être causée par de mauvaises habitudes alimentaires.

On sait actuellement moins de choses sur la formation de la stéatose hépatique chez les non-buveurs.

Certains éléments peuvent contribuer aux symptômes de stéatose :

- L'obésité

- L'excès de sucre
- La résistance à l'insuline
- Un taux élevé de triglycérides dans le sang

D'autres causes courantes sont :

- La grossesse
- La perte de poids
- L'hépatite C
- Certains médicaments ayant des effets secondaires, comme l'acide valproïque, l'amiodarone, le méthotrexate et le tamoxifène
- L'exposition aux toxines
- Certaines prédispositions génétiques

Diagnostic de la stéatose hépatique

Pour diagnostiquer la stéatose hépatique, le médecin prendra connaissance de vos antécédents médicaux, effectuera un examen physique et ordonnera un ou plusieurs tests.

Antécédents médicaux

Votre médecin peut vous poser des questions sur votre mode de vie s'il soupçonne que vous souffrez de stéatose hépatique.

Il est important d'inclure les antécédents de maladie du foie dans l'historique médical de votre famille.

Réalisez que la raison pour laquelle vous choisissez de vivre votre vie comme vous le faites est liée à votre consommation d'alcool et à d'autres habitudes.

Déclarez tout médicament que vous prenez.

Ce sont des changements récents dans votre santé qui ont conduit à ce diagnostic donc restez attentif.

Veillez à mentionner à votre médecin tout symptôme que vous ne comprenez pas, comme une fatigue importante, un manque d'appétit ou d'autres difficultés inexpliquées.

Le médecin pratique alors un examen médical pour contrôler votre corps.

Pour vérifier si le foie est gonflé, il peut appuyer sur votre abdomen ou le palper avec ses mains. S'il est élargi, il risque que le sentir.

En réalité, il est difficile pour un médecin de déterminer si le foie est enflammé rien qu'en touchant la peau du patient. Un foie enflammé peut passer inaperçu si vous ne faites pas d'examens supplémentaires.

Tests sanguins inclus dans la recherche de diagnostic

Les analyses de sang peuvent révéler une stéatose hépatique si elles montrent une élévation des enzymes hépatiques. Par exemple, un médecin peut demander un test ALT et AST pour vérifier les enzymes du foie.

Votre médecin peut vous recommander ces tests si vous présentez des symptômes de maladie du foie ou si vous effectuez des analyses sanguines de routine.

L'inflammation peut être causée par une élévation des enzymes de la maladie du foie. Les enzymes du foie sont des indicateurs d'inflammation. En effet, des taux élevés de ces enzymes peuvent être observés dans le sang en cas d'inflammation.

Des tests supplémentaires sont susceptibles d'être demandés par le médecin s'il détecte des taux élevés d'enzymes hépatiques lors des premières analyses.

Le scanner peut aussi être utilisé pour voir comment vous vous portez.

Imagerie par résonance magnétique (IRM)

Une autre option consiste à demander un test appelé élastographie transitoire contrôlée par vibration ou encore fibroscan. Ce test mesure la rigidité du foie à l'aide d'ondes sonores à basse fréquence. Il peut également vérifier si le foie a été endommagé à cause d'anciennes blessures ou cicatrices.

Une biopsie du foie est une procédure qui consiste à prélever un petit échantillon de tissu hépatique pour l'examiner au microscope.

La maladie hépatique peut donc être évaluée grâce à une biopsie du foie, c'est d'ailleurs la meilleure option pour déterminer sa gravité.

Le médecin prélève un échantillon de tissu hépatique en insérant une aiguille dans l'organe et en administrant une anesthésie pour réduire la gêne occasionnée.

Ce test peut déterminer si vous souffrez de stéatose hépatique et si votre foie a des cicatrices.

Traitement de la stéatose hépatique

Il n'existe actuellement aucun médicament approuvé pour traiter la stéatose hépatique. Des recherches supplémentaires sont nécessaires pour les développer et les tester.

Votre médecin peut vous recommander de modifier votre mode de vie pour vous aider à traiter la maladie, par exemple en changeant votre régime alimentaire.

- Évitez ou limitez la consommation d'alcool.
- Prenez des mesures pour réduire votre poids.
- Adaptez votre régime alimentaire.

Votre médecin peut recommander des traitements supplémentaires en cas de complications. Par exemple, il peut prescrire de médicaments spécifiques pour traiter la cirrhose du foie. Le traitement d'une cirrhose passera donc par ces étapes :

- Changements dans votre mode de vie.
- Prise de médicaments.
- Chirurgie

La cirrhose peut conduire à une insuffisance hépatique. Dans ce cas, une transplantation du foie peut être nécessaire.

Les aliments toxiques que vous mangez quotidiennement

Chaque jour, nous utilisons les mots "détoxifier", "purifier" et "s'intoxiquer" sans en comprendre la véritable signification. Ces concepts font partie de notre lexique de base sans que nous nous en rendions compte. Nous avons tendance à les utiliser allègrement sans nous rendre compte qu'un organisme sain n'a pas besoin de se désintoxiquer ou de se purifier, sauf s'il est intoxiqué. Les personnes qui sont réellement en état d'ébriété connaissent cette sensation d'être intoxiqué. Cependant, une intoxication peut aussi être causée par une mauvaise alimentation. Tout le monde a des toxines dans le corps, elles sont généralement éliminées en quelques jours par les reins, le foie et la peau. La nutritionniste Fátima Branco rappelle à tous que ce n'est pas le cas pour les cas les plus graves et qu'un traitement médical peut être nécessaire.

Une alimentation équilibrée composée de fruits et d'autres légumes non féculents est importante pour garder un corps sain. Faites régulièrement de l'exercice pour que les reins et le foie puissent fonctionner correctement. En outre, une bonne hygiène de sommeil est importante pour un corps sain. Les régimes de jus ou de désintoxication présentent de nombreux avantages, même si aucun n'est confirmé par des preuves scientifiques. Dans tous les cas, il vaut mieux éviter de consommer certains aliments qui sont mauvais pour les reins et l'appareil digestif. Il s'agit notamment des aliments riches en cholestérol et de ceux riches en acide.

Sucre

Une étude de l'université de Duke, aux États-Unis, a révélé que l'excès de sucre peut être nocif. En effet, le sucre peut être transformé en graisse, qui est ensuite stockée dans le foie et cela conduit à la stéatose hépatique. Le nutritionniste Santiago Díaz affirme que : « la consommation répétée de sucre entraîne une résistance du pancréas à l'insuline, ce qui signifie qu'il grossit invariablement ». L'expert explique à ses patients qu'ils ne doivent pas manger toutes les trois heures et les encourage à manger quand ils ont faim. Il souligne qu'il n'est pas nécessaire que le pancréas continue à recevoir des glucides toutes les trois heures comme cela était suggéré auparavant.

Farines raffinées

Les gens devraient remplacer la farine blanche par de la farine complète lorsqu'ils cherchent à avoir un régime alimentaire sain. Cela permet d'éviter les pics d'insuline et d'améliorer le fonctionnement du système digestif. En effet, les organes digestifs sont notre deuxième cerveau. Les suppléments de probiotiques et de prébiotiques aident à poursuivre ce processus. Je recommande de consommer du kéfir de lait de chèvre, du tofu, du miso, du tempe, du chou blanc ou du kimchi comme aliments qui régénèrent notre épithélium intestinal. D'autres probiotiques se trouvent dans le tofu, le miso, le tempe, le chou blanc et le kimchi, ainsi que dans les légumineuses. Mme Diaz ajoute que l'on peut trouver des prébiotiques dans les pommes de terre une fois refroidies et dans d'autres sources d'amidon résistant comme les artichauts, les asperges et l'ail.

Thon et saumon

Une étude menée par des scientifiques de l'université Camilo José Cela, de l'hôpital San Carlos de Madrid, de l'université de Murcie, et du ministère de la santé et de la consommation de Madrid a déterminé les niveaux de mercure dans le thon que l'on trouve en Espagne. Ceux-ci variaient de 0,031 mg/kg à 1,1 mg/kg. Ce niveau de mercure, plus élevé que celui rapporté par d'autres auteurs, est dû à des tests supplémentaires effectués par les scientifiques de ces institutions. En revanche, d'autres pays ont signalé des niveaux de mercure compris entre 0,031 mg/kg et 1,1 mg/kg. En raison de cette divergence, l'Autorité européenne de sécurité des aliments (EFSA) recommande de ne pas dépasser 4 microgrammes de mercure par kilogramme de poids corporel chaque semaine. En outre, les personnes de moins de 3 ans, les femmes enceintes et les mères allaitantes doivent éviter de manger du thon en raison des niveaux élevés d'exposition au mercure. Malgré cet avertissement, M. Diaz encourage toujours les gens à manger du thon au moins une fois par semaine car il présente encore de nombreux avantages, comme l'apport d'acides gras oméga-3. Le programme de biochimie et de biologie moléculaire de l'université de Valencia souligne que la cuisson du poisson réduit la quantité de mercure qu'il contient. Il mentionne également que la consommation de thon apporte du sélénium, qui est un micronutriment essentiel. En mangeant du thon, la présence de sélénium réduit l'absorption du mercure.

Par conséquent, cela empêche le mercure d'exercer ses effets nocifs sur l'organisme.

Sel

Des changements dans le foie ont été observés dans une étude de l'université de Jinan publiée dans le *Journal of Agricultural and Food Chemistry*. Des niveaux élevés de sel auraient été en lien direct avec ces changements. Parmi les changements intervenus, citons notamment une réduction de la division cellulaire et une fibrose du foie, c'est-à-dire que le foie est endommagé et présente des lésions. On peut y remédier en traitant l'intoxication au sel par des liquides intraveineux dont la concentration de sodium dans le sang diminue lentement.

Vitamines

Il existe deux types de vitamines : les vitamines liposolubles et les vitamines hydrosolubles. Les vitamines C et B sont les premières vitamines hydrosolubles que nous rencontrons. Parmi les vitamines liposolubles citons les vitamines A, E, D et K. La vitamine A est stockée dans les tissus adipeux et le foie en cas de consommation excessive. En revanche, les vitamines C et B sont éliminées par l'organisme sous forme de liquide, l'urine, lorsqu'elles sont en excès. Il est bon de faire très attention aux vitamines ou aux compléments que vous prenez. Il est particulièrement important de ne pas prendre de vitamines ou de suppléments supplémentaires s'ils ne sont pas prescrits par un médecin. Après avoir analysé les données, il est préférable d'éviter de prendre des vitamines ou des compléments qui vous amènent à faire une fixation sur un seul nutriment spécifique. Au contraire, il est préférable d'avoir une alimentation variée sans être obsédé par certains nutriments. C'est le conseil du Dr Núria Monfulleda, une professionnelle de la santé basée à Barcelone dont le travail porte sur l'amour de soi.

Alcool

Selon l'Organisation mondiale de la santé en 2012, l'alcool dans l'Union européenne a des effets importants sur la santé dans près de 60 maladies différentes. Des institutions espagnoles telles que l'AECC affirment également que la consommation d'alcool provoque le cancer. Le rapport indique que l'alcool est toxique et doit être traité comme tel. Par conséquent, quelle que soit la quantité d'alcool consommée, elle peut être dangereuse. L'alcool est toxique et crée une dépendance. La toxicité de l'alcool est reconnue par les grandes institutions qui recommandent de ne pas consommer d'alcool du tout. Cependant, les gens ont tendance à ignorer ces recommandations. Ignorer les messages mettant en garde contre les dangers de l'alcool peut coûter très cher au consommateur. En effet, les experts préviennent que l'abus d'alcool devient souvent une habitude dont il est difficile de se défaire. Aujourd'hui, de nombreuses personnes abusent de l'alcool parce qu'elles sont confinées dans un espace restreint.

Pomme de terre crue

Les pommes de terre contiennent des glycoalcaloïdes appelés solanine qui peuvent provoquer des problèmes gastro-intestinaux si elles sont consommées en grande quantité. Les pommes de terre peuvent augmenter la probabilité de tomber malade, ainsi que de ressentir des symptômes de malaise et de nausée. Cependant, la consommation de pommes de terre vertes, vieilles ou ayant beaucoup de germes peut réduire les risques. Les pommes de terre à peau ne doivent pas être épluchées avant d'être consommées, être réutilisées pour la cuisson, ni être consommées lorsqu'elles ont un goût amer. Cela vaut également pour le manioc, qui contient des glycosides cyanogènes. Ces composés entraînent la formation d'un sous-produit toxique appelé cyanure lors de la décomposition du manioc. En grande quantité, cette toxine peut être mortelle.

À la maison, effectuez le nettoyage du foie étape par étape.

Pour nettoyer efficacement le foie, vous devez modifier votre régime alimentaire. Cela garantit la bonne santé de l'organe et l'aide à éliminer les toxines. Il est également essentiel d'éviter les aliments riches en graisses et en calories, et de choisir plutôt des aliments qui éliminent les toxines du corps et purifient cet organe. Les légumes verts, les noix et les graines sont excellents pour cela.

La cuisson des légumes détruit leurs enzymes vitales, ce qui peut les rendre inefficaces pour nettoyer le foie. Parmi les légumes qui ne nécessitent aucune préparation pour être consommés figurent les épinards, les betteraves, les carottes, les artichauts et les brocolis. Il est recommandé d'incorporer ces légumes à votre régime alimentaire pour favoriser le bon fonctionnement du foie.

Les fruits sont importants pour le maintien d'une fonction hépatique saine en raison de leurs antioxydants et de leur teneur élevée en vitamines. Parmi les fruits suggérés figurent les pommes, les oranges, les pamplemousses, les mandarines et les papayes.

Les poissons plus gras tels que les sardines, le thon, le saumon et la truite sont des alliés utiles lorsqu'il s'agit de maintenir le foie en bonne santé et de faciliter le processus d'élimination des liquides de l'organisme.

Les céréales raffinées doivent être remplacées par des céréales complètes, ce qui rend le système digestif plus sain et empêche les graisses de s'accumuler dans le corps. Cela contribue également à réduire le taux de cholestérol.

Certains aliments sont nocifs pour le foie, comme la viande rouge, l'alcool, les aliments gras, le café et les substituts du lait. Évitez ces aliments, ou éliminez-les complètement de votre alimentation. Utilisez plutôt du lait de vache ou du lait de soja.

Boire régulièrement 2 litres d'eau aide le foie à rester correctement hydraté. Cela aide l'organe à filtrer l'excès de déchets qui s'accumule, ce qui améliore finalement son fonctionnement. En outre, boire beaucoup d'eau stimule la régénération des cellules. Cela améliore la santé et le bien-être général.

Ajouter des légumes et des fruits à votre alimentation est un moyen efficace de nettoyer le foie naturellement. En effet, les jus naturels à base de ces aliments constituent une alternative fantastique pour atteindre cet objectif. Il est recommandé de consommer ces jus au moins une fois par semaine ou plus souvent lorsque vous avez trop mangé. Parmi les jus populaires, citons le jus de betterave, qui est riche en vitamine C, le jus de citron, qui est riche en vitamine C et en agrumes, et le jus d'orange mélangé à du gingembre.

Il existe de nombreuses herbes naturelles qui nettoient, purgent et stimulent efficacement la production de bile. Elles contribuent également à renforcer le foie grâce à aux composants qu'elles sécrètent. Citons par exemple le pissenlit, le Chardon-Marie, la sauge, le boldo et les bardanes. Il est préférable de boire des tisanes après les repas pendant environ cinq jours d'affilée. Cela ne vous fera pas de mal, mais il n'est pas recommandé de le faire pendant de longues périodes sans consulter d'abord un médecin.

La mise en place de ces habitudes éliminera tout besoin d'intervention médicale pour nettoyer naturellement le foie. Cela vous aidera également à rester en bonne santé en prévenant les problèmes de santé potentiels tels que la stéatose hépatique, l'inflammation et la cirrhose.

Cela dit, nous ne sommes pas médecin ni n'avons l'autorisation de prescrire des traitements médicaux. Si vous, ou l'un de vos proches, souffrez d'un malaise physique ou d'une affection quelconque, nous vous recommandons de consulter un professionnel de la santé.

Remèdes maison

Pour soigner la maladie du foie gras, la première chose à faire est de réaliser des changements dans son mode de vie. En fonction de votre état actuel et de vos habitudes, voici ce qui peut vous aider :

- Perdre du poids
- Réduire votre consommation d'alcool
- Avoir une alimentation riche en nutriments, pauvre en calories, en graisses saturées et en graisses trans
- Faire au moins 30 minutes d'exercice la plupart des jours de la semaine

Selon la Mayo Clinic, certaines données suggèrent que les suppléments de vitamine E peuvent aider à prévenir ou à traiter les lésions hépatiques causées par la stéatose hépatique. Cependant, des recherches supplémentaires sont nécessaires. La consommation d'une trop grande quantité de vitamine E comporte certains risques pour la santé.

Consultez toujours votre médecin avant d'essayer un nouveau complément ou un remède naturel. Certains peuvent stresser votre foie ou interagir avec les médicaments que vous prenez.

Régime alimentaire en cas de stéatose hépatique

Si vous souffrez de stéatose hépatique, votre médecin peut vous recommander de modifier votre régime alimentaire pour vous aider à contrôler cette affection et à réduire le risque de complications. Par exemple, il peut vous suggérer de faire ce qui suit :

- Adopter un régime riche en aliments végétaux, tels que les fruits, les légumes, les légumineuses et les céréales complètes
- Limiter les glucides raffinés tels que les sucreries, le riz blanc, le pain blanc et autres produits céréaliers raffinés
- Limiter les graisses saturées, que l'on trouve dans la viande rouge et de nombreux autres produits animaux
- Éviter les graisses trans, que l'on trouve dans de nombreux aliments transformés

- Éviter de boire de l'alcool

Votre médecin peut vous recommander de réduire les calories de votre régime alimentaire pour perdre du poids.

Chapitre 5 : Nettoyage de l'intestin et pourquoi vous vivez avec des problèmes d'estomac constants

Si vous faites partie de ces personnes qui ont des problèmes d'estomac, des gaz, de la constipation, des douleurs et tout ce qui montre que l'intestin et le côlon sont saturés, vous serez sûrement intéressé par ce chapitre.

Qu'y a-t-il dans un intestin qui n'a pas été entretenu ?

Le mauvais fonctionnement du côlon entraîne une toxicité interne qui aura des conséquences négatives sur l'organisme. Le mauvais fonctionnement des intestins entraîne de nombreuses maladies et complications. La santé du côlon est rarement prise en compte par le public, mais les problèmes graves de côlon sont à l'origine de 90 % des problèmes de poids. Découvrez comment nettoyer cet organe et même réduire ou éliminer les problèmes de poids grâce à ces informations.

Les troubles digestifs affectent les intestins et leurs fonctions. Cela inclut les obstructions gastro-intestinales telles que les hémorroïdes, les fissures rectales et la constipation. Parmi les autres exemples, citons l'ischémie du côlon, la diverticulose et la rétention des selles. La constipation chronique entraîne des changements importants dans le système digestif. Cela rend difficile, voire impossible, l'évacuation régulière des selles.

La constipation se produit lorsque l'organisme absorbe des déchets et des molécules toxiques qui auraient déjà dû être expulsées. L'organisme forme alors progressivement des selles plus dures et plus petites. Une colite mal traitée entraîne de graves complications de santé qui affectent considérablement la qualité de vie. Cette pathologie est également connue comme un problème de côlon souvent accompagné d'un état d'ivresse ou de malpropreté.

Pour profiter pleinement de la vie, il faut avoir une alimentation équilibrée, faire de l'exercice régulièrement, être en contact avec la nature et vivre sans stress. Tous ces éléments contribuent à maintenir le système digestif en bon état de marche. La mise en œuvre de ces principes garantit une faible probabilité d'inconfort intestinal.

Avec quoi dois-je nettoyer mon côlon si je veux me sentir mieux ?

Le nettoyage du côlon est important pour prévenir les troubles intestinaux, notamment l'obésité. Il améliore également le mode de vie au quotidien en soulageant l'inconfort. L'élimination des déchets du côlon permet de le garder propre et sain. Vous pouvez utiliser différentes méthodes pour le nettoyer, notamment l'hydrothérapie ou les traitements naturels.

En jeûnant, le côlon peut éliminer les toxines et les liquides indésirables. Un nettoyage régulier accompagné d'habitudes de vie saines est également essentiel. Il est également important de faire attention à ce que vous mangez pendant un régime : il est suggéré de manger une variété d'aliments équilibrés de différentes catégories.

Les bases fondamentales pour nettoyer un côlon sale comprennent la consommation d'une quantité suffisante d'eau tout au long de la journée. Pour commencer la journée, prenez un petit-déjeuner riche en fibres et en eau pour accélérer le processus de digestion. Boire de l'eau avec du jus de citron à jeun donne à votre corps un moyen de nettoyer et de désintoxiquer votre organisme.

Il est recommandé de faire de l'exercice pendant au moins 30 minutes chaque jour pour bénéficier de nombreux avantages pour la santé. Citons notamment une meilleure digestion, plus d'énergie et plus encore. Avant d'essayer un nouveau traitement, vous devez toujours en parler à votre médecin. De nombreuses personnes choisissent d'utiliser des lavements au café ou au sérum physiologique en plus d'autres traitements.

Un médecin ou un autre professionnel de la santé est la personne la mieux placée pour vous aider à gérer un côlon sale. Mais il est essentiel d'établir une routine qui comprend des céréales, des légumes, des fruits et de l'eau à intervalles réguliers. Il est également important de coordonner les soins avec des professionnels qui comprennent vos besoins spécifiques et vos restrictions alimentaires.

Quel indicateur puis-je utiliser pour déterminer que je souffre du côlon ?

Les déchets du côlon s'accumulent parce que les toxines ne sont pas éliminées du système gastro-intestinal. Cela entraîne divers problèmes de santé et des défaillances du système.

Vous pensez probablement que les irritations du côlon sont rares, alors qu'elles sont en fait assez courantes. Les personnes concernées ressentent des symptômes tels que des maux de tête, une sensation de lourdeur ou de lenteur, de la constipation, des gaz et des ballonnements. En outre, elles peuvent également souffrir de mauvaise haleine, de surpoids, de perte de cheveux, de troubles du sommeil ou de problèmes de peau.

Si vous présentez plusieurs de ces symptômes, comme une odeur désagréable, nauséabonde et alcoolisée provenant de votre côlon lorsque vous émettez des gaz, consultez un médecin. Cela permettra de lancer une analyse qui corrigera l'un de ces problèmes ou en atténuera un autre. Vous pouvez également améliorer vos choix de vie. Les symptômes qui conduisent à ce mal être peuvent être des maladies graves.

Si votre corps présente des symptômes indiquant que vous souffrez de lésions, vous devez consulter un professionnel de la santé.

L'Académie royale de médecine d'Angleterre affirme que 90 % des maladies et des problèmes de poids sont liés à un côlon encrassé. Cependant, peu de gens semblent le savoir.

Cet organe joue un rôle important dans notre santé. Il élimine du corps les toxines et les déchets inutiles qui peuvent entraîner de graves problèmes de santé à long terme.

Lorsque les personnes souffrant de problèmes digestifs ingèrent de grandes quantités de déchets alimentaires, leurs intestins pourrissent et fermentent en deux jours.

La constipation provoque des maladies chroniques et des problèmes de peau en raison de la libération de matières toxiques dans l'organisme par la veine porte. Elle entraîne également l'accumulation par le foie de substances toxiques qui finissent par traverser l'artère hépatique et circuler dans le sang à travers tout l'organisme.

L'importance du nettoyage du côlon

La vie moderne entraîne des complications digestives et une élimination inadéquate des déchets. En outre, l'organisme des personnes génère davantage de toxines qui nuisent à leur santé.

La constipation se produit lorsque le côlon n'a pas le temps de traiter les déchets inutiles. Il en résulte une accumulation inutile de déchets, sauf si l'on adopte un mode de vie sain comprenant un régime alimentaire, de l'exercice et de bonnes habitudes au quotidien.

Les déchets en trop s'accumulent dans le gros intestin une fois que le corps a absorbé 5 à 25 livres de matières.

L'ingestion de ces aliments peut faire en sorte que l'organisme devienne un réservoir de bactéries et de toxines par le biais de la membrane de nos vaisseaux sanguins dans la paroi intestinale. En conséquence, nous pouvons souffrir de complications de santé à long terme dues à la contamination de nos principaux organes.

Pour savoir si votre côlon est sale, observez s'il y a une masse ressemblant à des selles qui en sort.

Les symptômes courants associés à un côlon sale comprennent le besoin d'aller à la selle, comme la diarrhée ou la constipation. Il existe aussi d'autres symptômes :

- Indigestion et maux d'estomac dus à un trop-plein de nourriture
- Faible énergie et fatigue
- Flatulences
- Indigestion et acidité élevée
- Préoccupation envers la nourriture et les kilos superflus
- Allergies alimentaires

- Maux de tête
- Insomnie
- Bouche sèche
- Rhumes
- Acné, sécheresse et éruptions cutanées
- Yeux et paupières souvent rouges et irrités
- Perte de cheveux

Comment doit-on nettoyer le côlon ?

Il est essentiel de prendre soin de notre système digestif en modifiant nos habitudes. Les gens peuvent involontairement polluer leur corps à cause d'une mauvaise alimentation.

Prendre soin de notre tube digestif améliore notre qualité de vie. En effet, certaines des choses que nous pouvons faire sont liées à la purification et à l'amélioration de notre santé.

Commencez la journée par un petit-déjeuner sain contenant des fibres et de l'eau, ainsi que d'autres aliments recommandés.

À la fin d'un repas, lorsque votre estomac est vide, buvez de l'eau contenant du citron.

Améliorez votre régime alimentaire en consommant plus de fruits, de légumes, de céréales et d'eau.

L'exercice régulier améliore la digestion et le corps dans son ensemble. Il est recommandé de faire au moins 30 minutes d'exercice par jour.

Il est important de comprendre comment administrer correctement les lavements du côlon. Cela permet d'éviter les complications. L'idéal est d'effectuer ces procédures avec une solution saline qui aide à nettoyer le côlon.

L'Institut national du cancer considère le côlon comme une partie du système digestif. C'est la section la plus longue des intestins ; elle digère les aliments et absorbe l'eau. Une fois ce processus terminé, toute matière restante passe par le côlon et est stockée.

Un entretien inadéquat peut entraîner une sensation d'inconfort et des complications de santé. Il est important de faire attention à toute gêne qui se manifeste. En agissant ainsi, vous pouvez éviter qu'un problème plus grave ne se produise.

L'hôpital de jour Biosalud prévient qu'un côlon constipé peut avoir des répercussions importantes dans d'autres parties du corps. Les maux de dents en sont un exemple, car les gencives et les dents se nettoient toutes seules pendant le sommeil. On remarque également que le côlon se nettoie de lui-même pendant un jeûne de trois à quatre jours. La saleté rend difficile le bon fonctionnement de nos organes internes. Par conséquent, nous sommes plus susceptibles d'avoir mauvaise haleine le matin si notre organisme n'est pas propre.

Les symptômes les plus courants sont les suivants :

- Vous pouvez remarquer des changements dans l'apparence de vos selles et dans la fréquence de vos passages aux toilettes
- Vous ressentez des troubles du tube digestif, tels que des crampes d'estomac, de la constipation ou des douleurs
- Du mucus peut également apparaître dans les selles
- Vous souffrez de flatulences

La détérioration de la santé, l'âge et d'autres facteurs contribuent probablement à ce syndrome.

Les personnes dont l'intestin est contracté ressentent des gaz, des ballonnements ou des diarrhées en raison de la contraction du muscle. Lorsque le muscle se contracte, le passage des aliments est ralenti, ce qui peut entraîner des selles dures et sèches.

Le syndrome du côlon irritable peut se développer après avoir souffert d'une gastro-entérite, qui est une infection intestinale bactérienne ou virale. Alternativement, le trouble peut être causé par un excès de bactéries intestinales.

Les personnes ayant souffert de stress dans leur enfance sont plus susceptibles de connaître ce syndrome. Les déchets du côlon diminuent considérablement l'état de santé général d'une personne.

L'élimination correcte des toxines de l'organisme est nécessaire pour une santé optimale. Une mauvaise élimination peut provoquer divers symptômes, notamment une perte de poids, des douleurs abdominales, des maux de dos, des sautes d'humeur, des irritations cutanées, des fringales, etc. Les personnes souffrant de problèmes de côlon peuvent développer des varices, de la constipation, des maux de tête et d'autres symptômes. En outre, des toxines mal éliminées peuvent avoir un effet négatif sur le système immunitaire et réduire le niveau d'énergie.

Une maladie appelée ulcère gastroduodénal ou cancer de l'estomac peut être causée par la présence de Helicobacter pylori, un type de bactérie qui provoque la perte de cheveux. Elle provoque également des infections de l'estomac, selon la National Library of Medicine. Les protéines et autres substances produites par la bactérie endommagent la muqueuse des intestins. Cela entraîne une mauvaise absorption intestinale, qui empêche les nutriments nécessaires d'atteindre cette partie du corps. La perte de cheveux est une conséquence directe de la mauvaise absorption intestinale.

Les avantages du nettoyage du côlon

- L'irrigation du côlon permet d'augmenter l'absorption par le corps des nutriments qui lui sont nécessaires. Si le côlon est rempli de déchets et de toxines, il ne peut pas absorber correctement les nutriments.

- Augmenter les niveaux d'énergie. Des symptômes de fatigue ou de manque d'énergie peuvent apparaître si l'organisme contient des déchets ou des toxines dans les intestins. En outre, certaines personnes peuvent se sentir déprimées.

- Augmenter la fonction hépatique. Les bactéries intestinales fonctionnent comme un mur défensif, ne laissant passer que les matières bénéfiques. Lorsque la barrière intestinale est compromise, les cellules du foie, telles que les macrophages et les hépatocytes, ne peuvent plus communiquer entre elles.

- La flore intestinale joue un rôle important dans le système immunitaire de l'organisme. Un système digestif sain, qui ne souffre pas d'infections toxiques ou parasitaires, aide le corps à résister aux maladies.

- Le fait de transiter plus lentement dans l'intestin aide à perdre du poids. Le nettoyage du côlon élimine tout obstacle potentiel à la perte de poids, comme les aliments riches en fibres qui ont tendance à s'y éterniser.

- La mauvaise haleine peut être due à la présence de bactéries nocives dans le tube digestif. L'élimination de ces bactéries par un nettoyage digestif les empêche de proliférer davantage.

- La diarrhée et la constipation peuvent être causées par des bactéries intestinales qui ne fonctionnent pas correctement. Lorsque cela se produit, le côlon peut devenir toxique et provoquer des ballonnements, des gaz et des parasites. Le traitement des toxines du côlon par le régime alimentaire peut aider à ramener la digestion à la normale.

- Il est crucial pour le maintien d'un état d'esprit équilibré que l'élimination des toxines de notre flore intestinale puisse atténuer les troubles émotionnels. En effet, le nettoyage de la flore intestinale toxique de l'organisme peut même traiter ces troubles.

Les premières étapes avant un nettoyage

- Avant de nettoyer vos intestins avec des remèdes naturels, vous devez en parler à votre médecin. En effet, certaines de ces méthodes peuvent ne pas être efficaces pour tout le monde. Vous devriez également envisager de consulter un professionnel pour obtenir des conseils ; seuls les professionnels de la santé peuvent le faire.

- Boire beaucoup d'eau et rester hydraté permet de maintenir une digestion saine en régulant l'apport en eau du corps. Il est recommandé de boire six à huit verres d'eau chaude par jour pour un nettoyage approfondi du côlon. Il est également utile de consommer beaucoup de fruits et de légumes frais à forte teneur en eau, comme les tomates ou la pastèque.

- Mélangez deux cuillères à café de sel de mer ou de sel rose de l'Himalaya dans un verre d'eau chaude et buvez-le à jeun. Cela stimulera rapidement le fonctionnement de votre côlon. Vous devriez en boire deux fois par jour. Son goût laisse supposer l'utilité de cette substance semblable à des vitamines. C'est un traitement facile à faire car il contient des ingrédients de la vie quotidienne.

- Boire un verre d'eau mélangé à du miel et du citron peut améliorer votre santé digestive. Vous devez presser un citron dans un verre, ajouter une cuillère à café de miel et un peu de sel, puis mélanger le tout dans de l'eau portée à faible ébullition. Cela s'explique par le fait que le mélange d'acide et d'eau chaude décompose les plus grosses particules dans l'estomac.

- L'ajout de deux cuillères à soupe de miel et de deux cuillères à soupe de vinaigre de cidre de pomme dans un verre d'eau constitue une boisson au vinaigre efficace au quotidien. Les brûlures d'estomac peuvent être adoucies par le miel - n'ayez pas peur !

- Idéalement, les personnes qui aiment le thé devraient utiliser des tisanes pour nettoyer leur côlon. Des infusions quotidiennes de sauge, de menthe poivrée ou d'anis nettoient les intestins et éliminent les toxines nocives. Il est également possible de soulager la constipation avec l'aloe vera en tisane.

- Buvez un jus d'aloe vera fait maison. Ajoutez le jus d'une grande feuille d'aloe vera à une tasse de jus de citron, le nettoyant par excellence du côlon. Cela permet de réduire les dommages potentiels causés par les déchets toxiques dans le tube digestif. Après deux ou trois jours de consommation quotidienne, vous aurez entièrement nettoyé vos intestins.

- La racine de gingembre a des propriétés anti-inflammatoires et elle améliore la santé digestive. Vous pouvez la consommer crue si vous avez le courage de faire face à un goût particulièrement citronné et piquant. Vous pouvez également la consommer sous forme d'infusion. Pour cela, mettez un morceau de gingembre pelé et haché dans une casserole d'eau pour créer son jus et faites chauffer environ deux tasses d'eau avec le jus de gingembre. Ajoutez ensuite un quart de tasse de jus de citron fraîchement pressé et une cuillère à soupe de jus de gingembre. Mélangez bien l'infusion et buvez-la en deux ou trois prises tout au long de la journée.

- Les fibres contenues dans les aliments augmentent le nombre de selles et la quantité de matières fécales produites. Un régime riche en fibres va de pair avec une flore intestinale saine. En effet, les fibres contribuent à nourrir les bonnes bactéries du système digestif. Vous devez donc inclure de nombreux aliments riches en fibres dans votre liste de courses, comme des noix, des légumineuses, des céréales et des légumes.

- Il est recommandé de préparer des jus naturels à partir de produits frais plutôt que de boire des jus industriels. Les gens peuvent utiliser ces smoothies pour nettoyer le côlon et ajouter des fibres et des substances phytochimiques au mélange. Par exemple, les kiwis, les citrons, les bananes, les pommes avec peau, les poires et les pruneaux. Il existe également des smoothies riches en fibres préparés à base de pommes avec peau ou de pruneaux.

- Certains aliments contiennent des micro-organismes vivants qui sont considérés comme des probiotiques. Ces micro-organismes aident à nettoyer le côlon et à augmenter la présence de bonnes bactéries dans l'intestin. Ils aident également à éliminer régulièrement le mucus du côlon, à réduire les gaz, à soulager la constipation et à produire des gaz supplémentaires. Les aliments fermentés tels que le vinaigre de cidre de pomme, les cornichons, le fromage et les yaourts contiennent des niveaux élevés de probiotiques qui aident le corps à prévenir les infections.

Le jeûne, quant à lui, est récemment devenu une méthode populaire de nettoyage du côlon qui, si elle est pratiquée correctement, semble être très efficace. Les partisans de cette pratique affirment que le fait de restreindre l'apport alimentaire pendant une période pouvant aller jusqu'à 48 heures soulage le côlon et lui permet de se reposer, ralentissant ainsi l'activité constante qu'il a normalement. Il aide également les reins et le foie à éliminer les toxines nocives de l'organisme. Mais il ne s'agit pas d'arrêter de manger le plus longtemps possible, ce n'est pas un concours. Le jeûne doit être organisé et supervisé par un professionnel et toujours autorisé par un médecin.

Notes à prendre en compte et fréquence conseillée :

Si vous vous apprêtez à faire un nettoyage du côlon, surtout s'il est de grande envergure et dure plusieurs jours, il est préférable de rester à la maison et de ne pas pratiquer d'activité physique intense.

Il est également important que vos repas soient sains et faciles à digérer. Le plus important est de manger des légumes et des fruits riches en fibres et de ne pas abuser des protéines. Évitez les produits laitiers et les aliments épicés. Et buvez beaucoup d'eau pour éviter la déshydratation.

À la fin d'un nettoyage du côlon, il est important d'équilibrer les bactéries intestinales, car la plupart des bactéries sont susceptibles d'être éliminées lors de la vidange. Vous pouvez prendre du yaourt nature ou des compléments alimentaires contenant du bacille. La choucroute est également une bonne option, car le chou contient de la glutamine, qui est un puissant stimulant de la régénération cellulaire dans le système digestif.

Idéalement, selon les partisans des traitements alternatifs, un nettoyage du côlon devrait être effectué deux ou trois fois par an. Ceux qui l'ont essayé remarqueront certainement certains effets dès la première fois, mais n'obtiendront probablement les meilleurs résultats qu'à partir de la troisième fois.

Comment nettoyer et maintenir une bonne alimentation et le jeûne

Un côlon propre est essentiel pour l'organisme car c'est l'une des parties du corps qui absorbe le plus de nutriments, mais qui accumule aussi le plus de toxines, ce qui entrave son bon fonctionnement, voire celui de l'ensemble du corps.

Bien qu'il ait la capacité de se nettoyer lui-même dans le processus d'élimination des déchets, il peut parfois être surchargé et avoir des difficultés à remplir sa fonction. En conséquence, selon le site Internet Better Health, de nombreux déchets s'accumulent, et comme ils ne sont pas expulsés, ils passent dans le sang et dans les cellules du corps.

Il joue notamment un rôle central dans le processus de digestion, puisqu'il est chargé d'éliminer les toxines dont le corps n'a pas besoin, et il a également pour fonction d'absorber l'eau et le sodium afin de maintenir l'équilibre électrolytique.

Heureusement, il existe des remèdes maison qui peuvent éliminer toutes les substances nocives du côlon et le nettoyer naturellement :

Aloe vera

En plus d'être un brûleur de graisse naturel, l'aloe vera peut améliorer la fonction intestinale, selon une étude publiée par le National Institute of Health.

Ingrédients
- Un grand verre d'eau
- Une grande tige d'aloe vera

Préparation
1. Lavez et ouvrez la tige d'aloe vera, récoltez le gel et versez-le dans un mixeur.
2. Ajoutez un grand verre d'eau minérale et mélangez bien jusqu'à ce que le gel soit plus liquide et homogène.
3. Conservez la préparation au réfrigérateur pour pouvoir la consommer froide.

4. Buvez-en un verre chaque matin à jeun, mais si le jus est trop fort, vous pouvez ajouter de l'eau pour aider à nettoyer les intestins.

5. Il est recommandé de prendre ce remède naturel pendant 7 jours consécutifs, puis de prendre une semaine de repos et de reprendre si nécessaire.

Jus de carotte

Le jus de carotte fait maison contient des fibres et des antioxydants qui aident à améliorer le transit intestinal et favorisent l'élimination des déchets du côlon.

Ingrédients
- Un demi-verre d'eau (125 ml)
- Trois carottes

Préparation
1. Lavez, épluchez et coupez les carottes en morceaux, puis passez-les au mixeur avec 1/2 tasse d'eau.

2. Assurez-vous d'obtenir une boisson sans grumeaux et quand elle est prête, buvez-la immédiatement.

3. Servir et boire. Vous pouvez ajouter quelques glaçons.

Chia

Les graines de chia ont le pouvoir d'agir sur le transit intestinal car elles ont des propriétés anti-inflammatoires et nettoyantes. En outre, elles peuvent également prévenir la constipation et améliorer la biodiversité de la flore intestinale, selon l'International Journal of Molecular Science.

Ingrédients
- Le jus d'un citron
- Trois cuillères à soupe de graines de chia
- Un litre d'eau

Préparation
1. Dans un grand bol, versez les trois cuillères à soupe de graines de chia et ajoutez de l'eau, en veillant à ce qu'elles trempent pendant une heure.
2. Préparez le jus de citron.
3. Lorsque les graines ont trempé suffisamment longtemps, vous pourrez voir qu'elles ont pris une texture gélatineuse. Si ce n'est pas le cas, vous devez les faire tremper plus longtemps jusqu'à ce que cette texture apparaisse.
4. Une fois qu'il se gélifie, ajoutez le jus de citron dans le bol et remuez jusqu'à ce que tout soit bien mélangé.
5. Ne filtrez pas les graines afin de mieux profiter de leurs propriétés pour nettoyer votre intestin.

Versez le mélange dans une ou plusieurs bou-
teilles pour le consommer facilement.

6. Avant de commencer à boire cette eau de chia
   au citron, conservez le mélange au réfrigérateur
   pendant au moins dix minutes. Buvez deux
   tasses par jour, une à jeun et une le soir. N'oubliez pas de toujours conserver le mélange au
   réfrigérateur.

Smoothie à la papaye et aux flocons d'avoine

Ce smoothie est considéré comme l'un des meilleurs
moyens de nettoyer le côlon.

C'est le fruit lui-même qui possède de nombreuses propriétés nettoyantes, grâce à sa teneur élevée en fibres
et à ses pouvoirs détoxifiants, selon le magazine World
Sports dans sa section santé et beauté.

Ingrédients

- Sucre ou édulcorant selon vos préférences
- Trois cuillères à soupe de flocons d'avoine
- Trois tranches de papaye sans les graines ni la
  peau
- Une tasse d'eau

Préparation

1. Dans un mixeur, versez la papaye hachée, les
   trois cuillères à soupe d'avoine et la tasse d'eau,
   à moins que vous vouliez sucrer un peu la boisson.

131

2. Remuez pendant deux minutes jusqu'à obtenir une consistance crémeuse.

3. Servez dans un verre et garnissez de quelques tranches de papaye.

Citron

C'est un désinfectant naturel, donc s'il est associé à d'autres produits plus laxatifs comme l'aloe vera, il permet de nettoyer en profondeur.

Ingrédients
- Le jus d'un citron
- Un demi-litre d'eau

Préparation
1. Faites bouillir l'eau pendant quelques minutes pour qu'elle soit très chaude.

2. Pressez le jus de citron lorsque l'eau chauffe et mettez-le de côté.

3. Lorsque l'eau est suffisamment chaude, retirez-la du feu et ajoutez le jus de citron.

4. Laissez reposer pendant cinq minutes.

5. Buvez cette eau chaude au citron à jeun autant que possible, et s'il vous en reste, vous pouvez en boire tout au long de la matinée, même à température ambiante.

6. Prenez ce remède maison tous les matins pendant 7 jours.

7. Facultatif : on peut ajouter une cuillerée de miel pour améliorer le goût.

Recommandation : Il est essentiel de savoir que ces boissons doivent être consommées avec modération, et qu'il est préférable de consulter un nutritionniste pour déterminer quel type de corps vous convient le mieux...

Chapitre 6 : Les calculs biliaires, ces ennemis douloureux

Lorsque le foie produit trop de cholestérol, celui-ci est transporté par la bile vers la vésicule biliaire, où il s'accumule en particules plus grosses, appelées calculs biliaires.

Les calculs biliaires provoquent une douleur dans le haut de l'abdomen qui persiste souvent pendant des heures.

L'échographie peut révéler avec précision les calculs biliaires et des mesures sont prises en conséquence. Les complications liées aux calculs biliaires justifient l'ablation de la vésicule biliaire. Cela inclut les douleurs causées par des calculs ou d'autres problèmes tels que la diarrhée et les vomissements.

La vésicule biliaire est un petit organe en forme de poire situé sous le foie qui stocke la bile, un liquide produit par l'organe qui facilite la digestion. Lorsque l'organisme a besoin de bile, par exemple lorsque vous mangez, la vésicule biliaire se contracte généralement et pousse la bile par les canaux biliaires vers l'intestin grêle.

Bile

Les calculs biliaires sont la principale cause des troubles de la vésicule biliaire et du canal cholédoque. Les personnes les plus exposées au risque de formation de calculs biliaires sont celles qui présentent les particularités suivantes :

- Sexe féminin
- Âge avancé
- Ethnicité
- Obésité
- Perte de poids rapide
- Régime alimentaire riche en calories et en graisses
- Antécédents familiaux de calculs biliaires

Les données des études américaines peuvent servir de référence pour les recherches menées dans d'autres pays. Ces informations prouvent qu'environ 20 % des Américains âgés de plus de 65 ans ont ce problème et que 10 % de la population totale est touchée.

Certains calculs qui obstruent les canaux de la vésicule biliaire sont connus sous le nom de cholédocholithiase. Ils peuvent également pénétrer dans les voies biliaires. Ils peuvent même se former à l'intérieur des voies biliaires si les calculs sont suffisamment gros.

Les gens ne ressentent normalement pas de symptômes liés aux calculs biliaires. Toutefois, si c'est le cas, le problème doit être traité pour éviter des complications supplémentaires. Plus d'un demi-million d'Américains subissent chaque année une opération d'ablation de la vésicule biliaire aux États-Unis.

Le carbonate de calcium forme souvent des calculs biliaires lorsque la bile se solidifie en cholestérol. Ils peuvent se former dans la vésicule biliaire, mais peuvent également se déplacer vers le canal biliaire commun, l'ampoule de Vater ou le canal cystique.

Le principal composant de la plupart des calculs biliaires dans le monde occidental est le cholestérol, une graisse dissoute dans la bile qui ne se mélange pas à l'eau. Si le foie produit trop de cholestérol, la bile devient sursaturée et forme de petits cristaux mélangés à la bile appelés cristaux de cholestérol. Ces petites pierres sont stockées dans la vésicule biliaire jusqu'à ce qu'elles forment des calculs.

Les calculs biliaires à base de calcium se forment de la même manière que les autres types de calculs biliaires. Cependant, les particules solides formées sont de la bilirubine, qui est un pigment présent dans la bile. Les calculs de pigments noirs, formés dans la vésicule biliaire, ou les calculs de pigments bruns, formés dans les voies biliaires, sont des exemples de ce phénomène. Des calculs noirs peuvent apparaître chez les personnes ayant des antécédents de maladie hépatique alcoolique, les personnes âgées ou celles souffrant d'anémie hémolytique. Un calcul à pigmentation brune peut se développer si les voies biliaires ou la vésicule biliaire sont infectées ou endommagées. Ces colorations peuvent également résulter d'une obstruction ou d'un rétrécissement des voies biliaires ou de la vésicule biliaire.

Les calculs de cholestérol peuvent passer dans le système digestif par l'ampoule de Vater, le canal cystique ou le canal biliaire commun. Ils peuvent aussi rester à l'intérieur de la vésicule biliaire et empêcher l'organisme d'évacuer les calculs dans les voies biliaires. Les calculs biliaires proviennent généralement de la vésicule biliaire et restent dans les voies biliaires.

Si les voies biliaires se rétrécissent ou se ferment, des infections bactériennes peuvent survenir.

Lorsque la vésicule biliaire n'expulse pas correctement la bile, une matière appelée boue biliaire peut se développer dans la vésicule biliaire. Les boues biliaires sont constituées de particules microscopiques de sels de calcium, de bilirubine et de cholestérol, trop petites pour être visibles à l'œil nu. Lorsque la cause initiale de la boue biliaire est résolue, par exemple pendant la grossesse, elle disparait généralement avec les symptômes qui l'accompagnaient. Cependant, les boues biliaires peuvent également entraîner la formation de calculs biliaires dans le foie et bloquer les voies biliaires.

Symptômes des calculs biliaires

Les symptômes n'apparaissent souvent pas avant des années, voire des décennies dans le cas de 80 % des patients atteints de calculs biliaires. Dans certains cas, les symptômes sont invisibles même après que les calculs soient sortis de la vésicule biliaire.

Les calculs biliaires provoquent une douleur intense appelée colique biliaire. Lorsqu'ils bloquent le canal biliaire commun, le canal cystique ou l'ampoule de Vater, ils irritent et enflamment la vésicule biliaire. Cela peut provoquer une gêne importante au niveau des côtes, au milieu de la partie supérieure de l'abdomen et généralement sous le côté droit de la cage thoracique. Il est généralement difficile de déterminer sa localisation exacte ; cela est particulièrement vrai pour les personnes diabétiques et les personnes âgées. La douleur augmente généralement en intensité pendant 15 minutes à 1 heure, puis reste stable pendant 12 heures maximum. Dans les salles d'urgence, les patients vomissent souvent et éprouvent des douleurs extrêmes à l'estomac. Leur douleur disparaît généralement au bout d'une à quatre-vingt-dix minutes, mais certains patients doivent être hospitalisés immédiatement.

La colique biliaire ne peut se produire que lorsqu'une personne mange une grande quantité de nourriture. Peu importe si la nourriture consommée contient des acides gras, les nausées ne surviennent qu'en cas de colique biliaire. L'émission de gaz et/ou un inconfort abdominal important ne sont pas liés à une colique biliaire.

Plusieurs patients souffrant d'épisodes de colique biliaire présentent des symptômes qui s'améliorent spontanément. Cependant, 20 à 40 % de ces personnes ressentent encore des douleurs chaque année. En outre, des complications peuvent survenir chez certains patients.

Dans les cas extrêmes, la vésicule biliaire s'enflamme et est diagnostiquée comme une cholécystite aiguë. Dans ce cas, les bactéries présentes dans la vésicule biliaire prolifèrent et une infection peut se développer. Très souvent, une inflammation de la vésicule biliaire entraine de la fièvre.

L'obstruction des canaux biliaires, ou de l'ampoule de Vater, est plus dommageable que l'obstruction du canal cystique. Si l'obstruction des voies biliaires entraîne une dilatation des canaux, la personne peut avoir de la fièvre, des frissons et une jaunisse de la peau et des yeux. En outre, l'obstruction biliaire peut entraîner l'élargissement des voies biliaires, ce qui peut provoquer de la fatigue ou une peau grise. Cette combinaison de symptômes peut entraîner des infections bactériennes graves appelées septicémie et cholangite aiguë. Les bactéries qui ont pénétré dans la circulation sanguine peuvent provoquer des infections graves dans d'autres parties du corps. Cela inclut la formation de poches de pus ou d'abcès dans le foie.

Jaunisse

L'inflammation du pancréas, ou pancréatite, peut être causée par l'obstruction de l'ampoule de Vater. Les « gros cailloux » qui bloquent cet orifice peuvent également obstruer le canal pancréatique, ce qui entraîne de fortes douleurs et une pancréatite.

Si les calculs biliaires provoquent une inflammation grave de la vésicule biliaire, la paroi de la vésicule peut s'éroder et même se déchirer. Le contenu de la vésicule biliaire s'écoule alors dans la cavité abdominale et provoque une péritonite. Les calculs biliaires peuvent provoquer une obstruction intestinale appelée iléus s'ils pénètrent dans l'organisme par les voies urinaires ou le côlon. Cet effet est plus susceptible de se produire chez les personnes âgées.

- Les éructations et les ballonnements ne sont pas causés par les calculs biliaires.
- Environ 80 % des calculs biliaires ne causent aucun symptôme ou autre problème...
- Pour confirmer la présence de calculs biliaires, un professionnel doit effectuer un examen.
- Pour examiner l'intérieur, un professionnel de la santé peut effectuer une échographie ou un autre test d'imagerie.
- Les médecins soupçonnent généralement la présence de calculs biliaires en raison de la douleur associée à l'inflammation de la vésicule biliaire. Parfois, ils sont découverts lors d'une échographie réalisée pour autre chose.
- Les calculs biliaires dans la vésicule biliaire sont généralement diagnostiqués avec une précision de 95 % par échographie. Cette méthode est également précise pour déterminer la pré-

sence de calculs dans les voies biliaires. Cependant, elle est moins efficace pour identifier les calculs dans les canaux qui ont provoqué une dilatation des voies biliaires. Parfois, des examens supplémentaires sont nécessaires pour arriver à un diagnostic.

Le scanner et l'IRM sont utilisés pour détecter les calculs biliaires dans la vésicule biliaire.

La cholangiopancréatographie rétrograde endoscopique, ou CPRE, est une procédure utilisée pour trouver les calculs biliaires dans la vésicule biliaire qui provoquent une pancréatite. Une cholangiopancréatographie par résonance magnétique, ou CPRM, peut également être utilisée pour voir les calculs de pancréatite si la CPRE n'est pas claire.

L'échographie endoscopique utilise un endoscope muni d'un petit dispositif à ultrasons à son extrémité. Il est inséré dans l'estomac et l'intestin grêle à l'aide d'un instrument appelé endoscope. Cela permet de mieux voir les structures que l'échographie conventionnelle.

Un endoscope flexible est introduit par la bouche dans le tube digestif. Un petit cathéter est alors placé dans le canal qui sépare le canal pancréatique du canal biliaire commun. Un produit de contraste visible aux rayons X est injecté dans les voies biliaires par le cathéter. Des radiographies du corps sont ensuite réalisées pour déterminer les éventuelles anomalies présentes. Cette procédure chirurgicale est connue sous le nom d'ERCP.

Les calculs biliaires dans les voies biliaires peuvent bloquer la circulation sanguine et entraîner des résultats anormaux lors des analyses de sang. Cela peut se produire si le foie est endommagé et ne fonctionne pas correctement. Dans les cas où les calculs bloquent les voies biliaires, les résultats indiquent une fonction hépatique anormale. Cela signifie que la bile dans le foie n'a pas bougé ou s'est arrêtée. Outre des taux élevés d'enzymes et de bilirubine, cela annonce souvent d'autres complications.

Traitement

La cholécystectomie est une opération chirurgicale qui consiste à enlever la vésicule biliaire. C'est ce qui est fait lorsque la vésicule biliaire a atteint un stade extrême de la maladie.

Il existe aussi des médicaments qui dissolvent les calculs biliaires, tout dépend de l'état de gravité du patient.

On peut également enlever les calculs biliaires par cholangiopancréatographie rétrograde endoscopique, ou CPRE.

Si les calculs biliaires ne provoquent pas de symptômes, il est recommandé de ne pas les traiter. Les

changements de régime alimentaire, comme la réduction des graisses dans l'alimentation, ne sont pas utiles
si les calculs biliaires provoquent des douleurs.

En revanche, une intervention chirurgicale pour retirer
la vésicule biliaire est nécessaire si les calculs provoquent des épisodes répétés de douleur aiguë. Cela permet de prévenir les problèmes digestifs causés par les
coliques biliaires, mais n'interfère pas avec le fonctionnement normal de l'organisme. Après l'opération, les
patients n'ont plus de restrictions alimentaires. Lors
d'une cholécystectomie, le médecin recherche également des calculs dans les voies biliaires.

Un laparoscope est un petit tube d'observation qui est
généralement utilisé dans environ 90 % des cholécys-
tectomies. Il est inséré dans l'abdomen du patient après
que quelques petites incisions aient été pratiquées.
Après l'ablation de la vésicule biliaire à l'aide d'instru-
ments chirurgicaux, les patients se sentent mieux et
connaissent moins de complications. En utilisant la
cholécystectomie laparoscopique, les patients peuvent
se rétablir plus rapidement et avoir une meilleure apparence après l'opération car les autres procédures de
cholécystectomie nécessitent de grandes incisions dans
la paroi abdominale.

Dans certains cas, plusieurs médicaments peuvent aider à se débarrasser des calculs biliaires. Le plus courant est l'acide ursodésoxycholique, qui peut être pris
par voie orale. Celui-ci permet de dissoudre les petits
calculs en six mois environ, tandis que les calculs plus

importants peuvent se dissoudre en deux ans. Ces médicaments peuvent aussi aider à éliminer les calculs de
cholestérol qui ne bloquent pas la vésicule biliaire,
étant donné que ceux-ci ne se dissolvent généralement
pas. La prise de médicaments pour les désagréger a
donc plus de chances de réussir. Les thérapeutes utilisent occasionnellement ce traitement lorsque la chirurgie devient trop dangereuse pour leurs patients. Par
exemple, cette méthode est utile pour les personnes
souffrant de graves problèmes de santé et qui ne sont
pas susceptibles de subir une intervention chirurgicale.
En effet, les médecins ne peuvent dissoudre les calculs
sans enlever une partie importante des tissus sains du
patient.

La prise d'acide ursodésoxycholique peut aider les personnes obèses subissant une chirurgie de perte de poids
ou suivant un régime très faible en calories à éviter la
formation de calculs.

Calculs du canal biliaire

La sphinctérotomie endoscopique consiste à retirer les
calculs du canal cholédoque à l'aide d'un instrument
passé dans un endoscope. Le canal cholédoque est relié
à l'intestin grêle par le sphincter d'Oddi et les calculs
peuvent être retirés au cours de cette procédure. Il est
également possible de couper l'extrémité du canal biliaire et de l'élargir. L'endoscope constitue une méthode alternative pour retirer les calculs qui ne tombent

pas naturellement dans l'intestin grêle après avoir été retirés par une incision. Dans cette méthode, on insère un cathéter en forme de panier doté d'un endoscope. Si, à l'avenir, les calculs tentent de passer par l'extrémité du canal cholédoque, ils peuvent utiliser la large ouverture due à une coupure. Cependant, cela ne fonctionne pas pour les calculs biliaires situés dans la vésicule biliaire.

L'ablation endoscopique du muscle de l'estomac par CPRE donne un taux de réussite de 90 %. Toutefois, jusqu'à 7 % des patients présentent des complications peu après l'intervention. La CPRE avec sphinctérotomie endoscopique est considérée comme beaucoup plus sûre que la chirurgie abdominale ouverte. Par la suite, certaines personnes atteintes de maladies inflammatoires chroniques de l'intestin, ou MICI, développent des complications telles qu'une pancréatite ou une perforation du canal cholédoque. En outre, certaines personnes présentent des obstructions liées à une pancréatite en raison d'une inflammation des voies biliaires. D'autres développent des complications hémorragiques à la suite d'une pancréatite.

Si la vésicule biliaire n'est pas retirée, les calculs peuvent se déplacer dans les canaux et provoquer des blocages répétés du système biliaire. C'est pourquoi la plupart des personnes ayant subi une CPRE et une sphinctérotomie endoscopique voient leur vésicule biliaire enlevée ultérieurement par laparoscopie.

Le secret d'une vésicule biliaire saine est une alimentation correcte

Les graisses sont digérées par le foie via la vésicule biliaire, qui stocke la bile et la libère dans la partie supérieure de l'intestin grêle lorsqu'elle détecte des aliments. Elle sert de lieu de stockage de la bile produite dans l'organe. Elle aide également à digérer efficacement les aliments en libérant le contenu de son stockage dans l'intestin grêle. Cependant, la vésicule biliaire peut subir une obstruction ou une inflammation. Cela peut entraîner une cholécystite, qui est une inflammation, ou une cholélithiase, lorsque des calculs se forment et bloquent sa sortie. Il n'y a pas grand-chose à faire pour éviter que cela ne se produise. Cependant, il existe certaines mesures à prendre pour améliorer la santé générale de la vésicule biliaire.

Comme le rapporte Salvador Morales Conde, chef du service de chirurgie générale et de l'appareil digestif de l'hôpital Quirón Sagrado Corazón de Séville, il est nécessaire d'empêcher les patients atteints de cholélithiase symptomatique de développer des symptômes en évitant les régimes alimentaires qui favorisent l'apparition de leur affection.

Les recherches de l'expert montrent que les gens devraient réduire leur consommation de graisses en général. En effet, les végétariens et les végétaliens doivent utiliser de l'huile d'olive plutôt que des graisses animales ou frites. Les personnes qui ne sont pas végéta-riennes ou végétaliennes peuvent également utiliser de l'huile d'olive. En outre, elles doivent limiter leur con-sommation de cholestérol, de pain, de riz, de pâtes et d'autres glucides complexes. Elles doivent également éviter le sucre et les viandes grasses.

Il est important de ne pas consommer d'aliments pétil-lants et de boissons gazeuses. Elles devraient aussi en-visager d'éviter les gâteaux et autres confiseries.

Les experts en endocrinologie et en nutrition de l'Hos-pital General Universitario de Valencia ont étudié le sujet en profondeur et en ont tiré les conclusions sui-vantes :

- Pour réduire la probabilité de développer des calculs biliaires, il est nécessaire d'adopter un régime alimentaire riche en calcium et en fibres et comprenant suffisamment de vitamine C. Cela permet d'éviter que la bile ne se concentre au point de devenir saturée.

- Les aliments doivent être assaisonnés avec du citron, du fenouil, des herbes aromatiques et du sel. Ces ingrédients permettent d'adoucir les aliments.

- Vous devez supprimer de votre régime alimen-taire les choux de Bruxelles, le chou-fleur, les artichauts et le chou. Evitez également les cé-réales complètes et les légumineuses qui provo-quent des flatulences.

- Incluez dans votre alimentation des légumes secs sous forme de purée de légumes ou de poudre tamisée.
- Il faut éviter de consommer de grandes quantités de viande, de volaille, d'œufs et de poisson.
- Les aliments riches en sucres simples, le poisson en conserve ou fumé et les produits laitiers entiers sont à bannir.
- L'alcool et le tabac sont interdits.
- Il est préférable d'utiliser une huile d'olive qui n'a pas été transformée. En règle générale, les aliments qui ne sont pas transformés sont plus faciles à digérer.
- Il est recommandé de marcher pendant 30 minutes chaque jour, ce qui est une forme d'exercice facile, agréable, et saine.

Symptômes de la cholécystite

La cholécystite, comme le souligne Morales Conde, est une maladie liée à la santé de la vésicule biliaire. Il s'agit d'une inflammation des parois de la vésicule biliaire qui provoque des douleurs abdominales, généralement au milieu ou sur le côté droit de l'abdomen.

Carlos Suárez, spécialiste médico-chirurgical des maladies digestives, révèle que 90 à 95 % des cas sont des calculs biliaires qui obstruent l'écoulement. Dans 5 à 10 % des cas, il s'agit d'une cholécystite calcaire, qui peut se produire sans calculs biliaires. Selon Hartman les autres cas sont une inflammation aiguë de la vésicule biliaire.

Morales Conde énumère les symptômes associés à cette maladie : malaise, forte fièvre et incapacité à manger certains aliments.

Selon M. Suarez, il est important de savoir que jusqu'à 75 % des patients souffrant d'une inflammation aiguë ont déjà eu des crises de pancréatite biliaire. Il pense également que la douleur de la pancréatite biliaire, qui peut irradier vers le reste de l'abdomen, le dos ou même l'omoplate ipsilatérale, peut devenir beaucoup plus intense en cas d'inflammation de la paroi de la vésicule biliaire.

Les symptômes de la cholécystite peuvent inclure des nausées, des vomissements et une sensibilité localisée dans la région de la vésicule biliaire, a déclaré Suarez.

Que faut-il faire en cas d'ablation de la vésicule biliaire ?

Morales Conde a déclaré que tout patient souffrant de cholélithiase devrait se faire enlever la vésicule biliaire en raison de la probabilité de complications telles que la pancréatite, la cholécystite, la cholangite et la cholédocholithiase. Ces complications sont susceptibles de se produire sur une période plus ou moins longue.

Il n'existe pas de statistiques précises permettant de prédire avec exactitude quels patients développeront des symptômes ou des complications d'une cholécystite asymptomatique. Comme certains patients ne présentent aucun symptôme, de nombreuses personnes doutent de son existence. En outre, il n'existe pas de preuves claires permettant d'expliquer pourquoi certains patients développent des complications et d'autres pas. Par conséquent, les professionnels de la santé recommandent la cholécystectomie pour les patients susceptibles de développer des cas de cholécystite gangreneuse, comme les patients diabétiques.

Selon M. Suarez, les calculs biliaires qui sont enflammés sont des cholécystites, qui sont considérées comme un état pathologique. Dans les cas où le traitement est autorisé, la cholécystectomie est recommandée car il sera impossible de réparer les calculs biliaires.

Comment cette intervention est-elle réalisée ? Les opérations actuelles font généralement appel à la laparoscopie, mais les opérations futures devraient passer à la chirurgie ouverte une fois la procédure terminée.

Comment aider à briser les calculs biliaires avec des aliments ?

Pour vous aider, voici quelques remèdes utiles qui peuvent soulager cette affliction.

Infusion de menthe poivrée

La menthe poivrée est une herbe qui possède des propriétés anti-inflammatoires qui aident à contrôler les symptômes à l'origine des calculs biliaires. Il est important de noter que le terpène, qui est l'un des principes actifs, aide à dissoudre ces substances et à prévenir les blocages.

Ingrédients
- 1 cuillère à soupe de feuilles de menthe (10 g)
- 7,5 g de miel (1 cuillère à café)
- Une tasse d'eau (250 ml)

Préparation
1. Faites bouillir une tasse d'eau.
2. Ajoutez-y les feuilles de menthe.
3. Laissez reposer pendant 10 minutes, passez au tamis, et sucrez avec du miel.

Mode de consommation
- Buvez une tasse à jeun et répétez cette opération deux ou trois fois par jour.
- Consommez pendant trois semaines.

Infusion de pissenlit

Les propriétés diététiques du pissenlit sont excellentes dans le traitement des calculs biliaires et de la stéatose hépatique.

Ses propriétés naturelles facilitent le métabolisme des graisses, ce qui permet de contrôler l'accumulation de cholestérol et de bile.

Ingrédients
- 1 tasse d'eau (250 ml)
- 1 cuillère à soupe de pissenlit (10 g)

Préparation
1. Ajoutez le pissenlit à une tasse d'eau chaude.
2. Couvrez la tasse et laissez reposer pendant 10 minutes.

Mode de consommation
- Buvez cette boisson deux ou trois fois par jour pendant deux semaines.

Huile d'olive et jus de citron

L'huile d'olive aux agrumes, quant à elle, est utilisée depuis l'Antiquité comme complément naturel pour traiter les calculs biliaires.

La forte dose de vitamine C, les acides gras essentiels et les minéraux favorisent la détoxification du foie et régulent le taux de cholestérol.

Elle contient également une substance appelée limonoïde qui, lorsqu'elle est absorbée, favorise la dégradation des calculs biliaires dans la vésicule biliaire.

Ingrédients

- 1 cuillère à soupe de jus de citron (10 ml)
- 1 cuillère à soupe d'huile d'olive (16 g)

Préparation
1. Mélangez l'huile d'olive avec le jus de citron.

Mode de consommation
- Buvez ce mélange chaque jour à jeun pendant au moins 3 semaines.

Eau d'artichaut

L'artichaut a le pouvoir de décomposer les calculs biliaires tout en réduisant les taux de cholestérol et de lipides dans les tissus du foie.

Il contient un principe actif appelé cynarine, dont l'action anabolisante renforce la vésicule biliaire tout en favorisant l'élimination de l'excès de bile.

Ingrédients
- 3 tasses d'eau (750 ml)
- 1 artichaut

Préparation
1. Coupez l'artichaut en morceaux et faites-le bouillir avec de l'eau.
2. Laissez-le sur le feu pendant 3 minutes.
3. Patientez jusqu'à ce qu'il atteigne une température idéale pour la consommation.

Mode de consommation

- Buvez une tasse d'eau d'artichaut avant chaque repas.
- Suivez ce traitement pendant deux semaines.

Infusion de feuilles d'avocat

Une boisson faite maison à base de feuilles d'avocat est un remède naturel ancien qui aide à la dégradation des calculs biliaires pour soulager la douleur et les difficultés digestives qu'ils provoquent.

Ingrédients

- 2 tasses d'eau (500 ml)
- 3 cuillères à soupe de feuilles d'avocat hachées (30 g)

Préparation

1. Faites bouillir l'eau.
2. Ajoutez les feuilles hachées.
3. Laissez reposer, filtrez et buvez.

Mode de consommation

- Buvez une tasse à jeun et répétez l'opération en milieu d'après-midi.
- Suivez ce rituel pendant trois semaines.

Enfin, n'oubliez pas qu'en plus des remèdes mentionnés ici, il est important d'améliorer votre régime alimentaire et votre mode de vie pour lutter contre cette affection.

Par conséquent, un régime pauvre en graisses et en calories est essentiel pour obtenir de bons résultats avec ces traitements.

Voici d'autres remèdes que vous pouvez préparer pour soulager les symptômes et guérir :

Pissenlit

Cette plante est connue pour combattre les problèmes digestifs. Mais, plus important encore, ses effets sont principalement concentrés sur le foie et la vésicule biliaire. Par conséquent, la préparation d'une infusion de pissenlit vous aidera à stimuler votre circulation pour expulser les pierres naturellement.

Radis noir

Cette racine est un bon allié contre le cholestérol, qui a également un impact sur la prévention et l'élimination de ces pierres. En outre, grâce à ses effets antioxydants, il aide à réduire l'accumulation de graisses dans le foie et atténue les effets du vieillissement.

Huile essentielle de menthe poivrée

La menthe poivrée peut être ingérée de deux manières différentes : en huile et en infusion. L'huile peut être consommée quotidiennement, mais en petites quantités (environ 0,2 ml/jour). Deux cuillères à café de feuilles de menthe séchées suffisent pour préparer votre infusion.

Artichaut

L'artichaut peut être utilisé pour traiter de nombreux maux tels que l'anémie, les hémorroïdes, la pneumonie et les rhumatismes. Cependant, il a également été démontré qu'il agit dans le corps pour stimuler la production de bile, ce qui aide à prévenir ou même à éliminer ces calculs.

Curcuma

De nombreux bienfaits sont attribués au curcuma, comme la perte de poids ou encore l'amélioration d'affections cutanées telles que le psoriasis. Mais le curcuma continue de nous surprendre, il possède également un effet anti-inflammatoire qui améliore et détoxifie le foie.

Chardon Marie

Depuis de nombreuses années, ce chardon est utilisé comme remède naturel pour aider à résoudre les problèmes de foie. Il est donc également très utile pour éliminer les calculs biliaires grâce à un composé appelé silymarine. Buvez cette infusion de chardon ou achetez un complément alimentaire contenant cet ingrédient et vous verrez vos calculs biliaires disparaître en quelques jours.

Comme vous pouvez le constater, il existe de nombreux remèdes maison qui peuvent non seulement vous aider à vous débarrasser des calculs biliaires, mais aussi soulager la douleur causée par ceux-ci, voire même prévenir leur apparition.

Alors n'hésitez pas et prenez de temps en temps quelques-unes des infusions mentionnées ci-dessus. Elles ont peu de contre-indications car elles sont entièrement naturelles, vous pouvez donc les prendre aussi souvent que nécessaire sans aucun problème, pour empêcher l'apparition de calculs biliaires.

Chapitre 7 : Menu hebdomadaire pour commencer le jeûne intermittent, prendre soin de son poids, de sa santé, de son foie et de sa vésicule biliaire

Voici quelques-unes des recettes que vous pouvez commencer à consommer pour prendre soin de vous après un jeûne prolongé. Chaque plat est préparé de manière à ce qu'il ne soit pas trop lourd et n'ait pas d'impact sur les heures sans nourriture.

Colin cuit au four avec pommes de terre, oignons et orange

Ingrédients

- Huile d'olive extra vierge
- 50 ml de bouillon de légumes ou de poisson, ou 50 ml d'eau
- 1 oignon
- Herbes provençales à volonté
- 500 g de filets de colin épais
- 2 oranges (ou 3-4 mandarines)

- 2 pommes de terre moyennes (ou 1 grosse)
- Persil frais
- Poivre noir
- Sel
- 50 ml de cidre ou de vin blanc (ou d'eau)

Préparation

1. Préchauffez le four à 180° C et choisissez un plat adapté à la taille des filets de colin. Étalez un peu d'huile d'olive dans le fond pour le graisser légèrement ou utilisez du papier sulfurisé.
2. Lavez et épluchez les pommes de terre. Coupez-les en tranches de taille régulière et répartissez-les dans le fond sans surcharger. Ajoutez l'oignon épluché et haché. Assaisonnez légèrement et ajoutez des herbes de Provence selon votre goût.
3. Lavez les oranges. Pressez le jus de l'une d'elles et mélangez-le avec le bouillon et le vin blanc, ou le cidre ou l'eau. Versez ce mélange sur les légumes et faites-les rôtir pendant 20-25 minutes. Retirez le plat du four en faisant attention de ne pas vous brûler.
4. Placez le colin sur le dessus, côté peau vers le bas. Assaisonnez avec du poivre noir et des herbes de Provence. Coupez la moitié de l'orange réservée en tranches et pressez le jus de l'autre moitié sur le colin. Placez les tranches d'orange sur le poisson.

5. Faites cuire pendant encore 15 minutes envi- ron, selon l'épaisseur du poisson, jusqu'à ce que la chair se sépare facilement et ne soit plus crue. On peut presser le jus des oranges grillées ou les servir telles quelles. Servir avec du persil frais haché.

Salade de quinoa avec du filet de veau et de l'avocat

Ingrédients

- Huile d'olive extra vierge
- 5 ml de sauce piquante à base de chipotle (fa- cultatif)
- 1/2 avocat
- 1 oignon rouge moyen
- 1 laitue
- Épices à volonté (paprika doux et piquant, cu- min, poudre d'ail, piments...)
- 1 filet de veau
- 1 citron jaune ou vert
- Persil frais ou coriandre
- Poivre noir moulu
- 1 poivron vert
- 50 g de quinoa cuit (environ)
- Sel
- 1 tomate

Préparation

1. Cette recette est idéale pour utiliser les restes de quinoa. On peut toujours en faire cuire beaucoup pour faire des salades et garder le reste pour d'autres plats. Dans tous les cas, cuire selon les instructions figurant sur le paquet et séparer environ 50 grammes (ou plus, selon votre appétit) que vous laisserez refroidir.

2. Séchez bien la viande avec du papier absorbant, salez et poivrez, assaisonnez avec le mélange d'épices et massez bien le filet. Faites-le griller en marquant les deux côtés et faites attention de ne pas trop le faire cuire. Le temps de cuisson dépendra de l'épaisseur du filet de veau. Laissez refroidir pendant 2 minutes et coupez la viande en lamelles.

3. Lavez le poivron, la salade et la tomate, séchez-les et coupez-les en morceaux. Pelez l'oignon et coupez-le en fines lamelles ou en cubes. Coupez également le demi-avocat en petits morceaux.

4. Placez le quinoa dans le fond d'une assiette ou d'un bol, salez, poivrez, épicez, et arrosez d'un peu d'huile d'olive. Répartissez tous les ingrédients sur le quinoa et ajoutez le veau. Ajoutez un peu de sauce piquante selon votre goût.

5. Terminez la salade avec de l'huile d'olive, du jus de citron jaune ou de citron vert et du persil ou de la coriandre frais hachés.

Burritos végétariens aux haricots noirs avec du riz complet

Ingrédients

- 1 cuillère à soupe de jus de citron jaune ou vert
- 1 tasse d'haricots noirs cuits
- 1/2 avocat bien mûr
- 1/2 tasse de riz complet cuit
- 100 ml de yaourt nature
- 2 cuillères à café de flocons de levure de bière
- 4 petites tortillas (ou 2 grandes) de blé ou de maïs (de préférence complètes)
- Persil frais ou coriandre
- Poivre noir et sel
- Quelques feuilles de salade verte (endive, feuille de chêne, roquette, laitue romaine ou iceberg, mâche, etc.)

Préparation

1. Il ne faudra pas longtemps pour assembler le burrito si les haricots et le riz sont déjà cuits. On peut aussi utiliser des légumes en conserve, mais il est conseillé de les rincer abondamment à l'eau froide.
2. Selon la taille des tortillas, on peut avoir un burrito ou deux petits burritos par personne. Répartir quelques feuilles de salade au centre de

chaque tortilla et saupoudrer de haricots noirs bien égouttés. Ajoutez le riz complet, assaisonnez légèrement de sel et de poivre et ajoutez les flocons de levure.

3. Retirez la chair de l'avocat et incorporez le yaourt, le jus de citron et le persil ou la coriandre hachés à l'aide d'une fourchette. Assaisonnez avec du sel et mélangez bien. Répartissez la sauce sur les ingrédients, fermez le burrito et chauffez-le ou dégustez-le à température ambiante.

Sauté de riz complet aux légumes et aux lentilles

Ingrédients

- 1 petite aubergine
- 1 petite courgette
- 1 gros oignon
- 1 carotte
- 10 ml d'huile d'olive extra vierge
- 100 g de riz complet
- 2 g de sel (facultatif)
- 3 g de poivre noir
- 5 g d'origan
- 6 g de flocons de levure de bière (facultatif)
- 80 g de lentilles cuites

Préparation

1. Pour réaliser ce sauté de riz complet aux lentilles et aux légumes, lavez d'abord les oignons et les carottes préalablement épluchés. Coupez-les en petits morceaux et placez-les dans une poêle à frire à bords élevés avec de l'huile d'olive extra vierge.

2. Pour faire sauter ces légumes, ajoutez un peu de sel et, si nécessaire, de l'eau, un peu à la fois. Pendant que les légumes cuisent, lavez la courgette et l'aubergine avec leur peau et coupez-les en cubes.

3. Ajoutez le reste des légumes dans la poêle et continuez à faire frire jusqu'à ce que tous les ingrédients soient tendres.

4. Ajoutez le riz complet préalablement cuit et égoutté, ainsi que les lentilles, elles aussi déjà cuites. Dans mon cas, j'ai utilisé une marmite pour cuire les lentilles donc je les ai rincées et égouttées plusieurs fois.

5. Ajoutez du sel et assaisonnez avec de l'origan et du poivre noir. Continuez à faire frire pendant quelques minutes, et lorsque vous éteignez le feu, ajoutez la levure de bière (ou alors du fromage râpé si vous n'êtes pas végétalien) et une cuillère à soupe d'huile d'olive extra vierge.

Barres énergétiques aux abricots secs

Ingrédients

- 1 tasse d'abricots secs
- 2 cuillères à soupe de miel ou autre édulcorant naturel
- 1 cuillère à soupe d'huile de tournesol
- 2 cuillères à soupe d'eau
- 1/2 tasse de noix de cajou
- 1/3 de tasse de flocons d'avoine
- 3/4 de tasse de noix de coco râpée

Préparation

1. Broyez les noix de cajou naturelles, non grillées, dans un mixeur jusqu'à obtenir une poudre. Mettez cette préparation dans un récipient et conservez-la. Faites de même avec les abricots secs.

2. Ajoutez la noix de coco râpée, les flocons d'avoine, le miel et l'huile dans le robot ménager et mixez jusqu'à ce que les ingrédients soient bien mélangés. Enfin, ajoutez les noix de cajou moulues et une cuillère à soupe d'eau dans le mixeur et mixez à nouveau jusqu'à obtenir une pâte.

3. Dans un plat carré ou rectangulaire, tapissé de papier sulfurisé, placez le mélange de tous les

ingrédients et lissez bien tout en répartissant uniformément la préparation.

4. Mettez-le au réfrigérateur pendant environ une heure, sortez-le et coupez des tranches à la taille souhaitée. Elles peuvent maintenant être consommées ou conservées au réfrigérateur pendant 5 à 7 jours sans problème.

Je vais à présent vous expliquer le déroulement d'une semaine de jeûne intermittent :

Lundi

Petit-déjeuner	Période de jeûne.
Collation matinale	Période de jeûne.
Déjeuner	Salade de quinoa avec poulet et salade de chou.
Goûter	1 verre de lait écrémé et du pain complet.
Dîner	Soupe de légumes. Morue cuite au micro-ondes avec des pommes de terre et une salade de légumes frais si vous le souhaitez.

Mardi

Petit-déjeuner	Période de jeûne.
Collation matinale	Période de jeûne.

Déjeuner	Salade d'avocats, de feta et de pois chiches.
Goûter	Tisane non sucrée et yaourt aux fruits faible en matière grasse.
Dîner	Crème froide d'avocat et de concombre. Filet de porc sauté avec des légumes et des nouilles de riz. Cerises.

Mercredi

Petit-déjeuner	Période de jeûne.
Collation matinale	Période de jeûne.
Déjeuner	Salade de haricots verts et riz. Pomme.
Goûter	Infusion sans édulcorants. Banane, yaourt et cerises.
Dîner	Omelette au poivron, aubergine et potiron. Carpaccio de poisson sur feuille de laitue. Fraises fraîches.

Jeudi

Petit-déjeuner	Période de jeûne.
Collation matinale	Période de jeûne.

Déjeuner	Soupe légère à la crème avec courgette et poivron jaune. Salade chaude de haricots noirs et de pommes de terre. Orange.
Goûter	Toast à l'avocat, thon et mangue sur pain de seigle.
Dîner	Sauté de riz aux amandes avec du poulet et des poivrons. Pomme.

Vendredi

Petit-déjeuner	Période de jeûne.
Collation matinale	Période de jeûne.
Déjeuner	Salade de sardines et de haricots verts. Banane.
Goûter	Infusion sans édulcorants. Biscuits à l'avoine avec yaourt non sucré.
Dîner	Salade d'avocat et de courgette avec des crevettes. Deux œufs cuits au four avec des tomates et du poivre. Cerises fraîches.

Samedi

Petit-déjeuner	Période de jeûne.
Collation matinale	Période de jeûne.

Déjeuner	Pâtes à base de lentilles rouges et de tomates cerises sautées. Kiwi.
Goûter	Verre de lait écrémé, flocons d'avoine et crêpes au potiron avec des fruits frais.
Dîner	Soupe froide à la mangue et salade de semoule au chou-fleur avec crevettes marinées et avocat. Abricots frais.

Dimanche

Petit-déjeuner	Période de jeûne.
Collation matinale	Période de jeûne.
Déjeuner	Salade d'avocat et de quinoa avec du bœuf. Fraises fraîches.
Goûter	Bol de muesli avec avoine, yaourt et fruits.
Dîner	Salade de pâtes complètes avec de la dinde. Crème de potiron avec du fromage. Pomme.

Il est important de rappeler qu'il est conseillé d'adapter le menu aux caractéristiques particulières de chaque consommateur afin d'en tirer le meilleur parti.

Pendant le jeûne, en revanche, il est recommandé de boire des liquides sans calories pour maintenir le corps bien hydraté. Par exemple, de l'eau, une boisson gazeuse light ou une tisane sans sucre.

Si vous pratiquez le jeûne intermittent, ce menu hebdomadaire vous aide à décider quoi manger. En effet, il est essentiel de faire attention à la qualité des aliments que vous consommez et de choisir des plats rassasiants et nutritionnellement complets.

Conclusion : Risques, conseils et qui ne doit pas pratiquer le jeûne intermittent

Les régimes tendances, comme le jeûne intermittent, ne sont pas ou peu appuyés par des preuves scientifiques. Mis à part les déclarations des célébrités, acteurs et actrices qui vantent les mérites de ce régime, il n'existe pas beaucoup d'études qui prouvent son efficacité. En fait, il n'existe pas beaucoup de preuves pour appuyer ce type d'alimentation, si ce n'est les témoignages des personnes pour qui il a fonctionné et le fait qu'aucune complication de santé ou d'obésité n'ait été reportée.

Manque d'études sur le sujet

Des recherches limitées, réalisées sur des humains, suggèrent que la pratique du jeûne intermittent peut réduire le poids et améliorer les indicateurs cardiaques. De même, certaines études sur des animaux de laboratoire ont indiqué une amélioration du métabolisme du glucose avec le jeûne intermittent.

Plusieurs études ont montré que le jeûne réduit la résistance à l'insuline, mais la question de savoir s'il aide les gens à perdre du poids est controversée. Dans ces études, il faut prendre de grandes précautions pour tirer des conclusions sur ce régime.

Malgré tout, il reste encore de nombreuses questions à résoudre concernant la sécurité du jeûne intermittent. Certaines personnes courent-elles un risque si elles suivent cette pratique ? Les athlètes peuvent-ils l'intégrer avec succès dans leur routine ? Pouvons-nous continuer à pratiquer le jeûne intermittent au quotidien sur le long terme ou est-il limité dans le temps ?

À la recherche de réponses

« Extreme » est une initiative commune aux universités publiques de Grenade et de Navarre. Son objectif est de trouver des réponses à certaines questions importantes grâce à la coopération entre leurs hôpitaux.

Ce projet vise à déterminer si le fait de limiter son alimentation dans le temps a des conséquences sur l'organisme. Il cherche à savoir si le jeûne améliore la santé cardiaque et si les horaires d'alimentation influent sur l'efficacité d'un régime.

Les avantages du jeûne varient en fonction du moment où il est pratiqué. Il est préférable de jeûner plus tôt ou plus tard que d'habitude.

« Extreme » est une étude médicale qui vise surtout à déterminer si le jeûne peut nuire à notre santé générale. En effet, elle a été menée auprès de personnes âgées de 30 à 50 ans qui présentent au moins un facteur de risque cardiovasculaire et sont en surpoids. Ces personnes sont alimentées selon quatre groupes différents : jeûne contrôlé, jeûne tôt, jeûne tardif ou jeûne auto-imposé.

Une équipe multidisciplinaire de professionnels suit l'évolution des participants pendant l'étude. L'objectif est de déterminer si l'horaire et la durée du jeûne ont une incidence sur la perte de poids. Aucun participant ne quitte le programme sans qu'on lui ai proposé d'autres options de traitement.

Quel régime alimentaire respecte le mieux notre rythme naturel ?

Notre corps suit un rythme circadien, ou cycle périodique quotidien, qui est régulé par la lumière et l'obscurité. Nous sommes génétiquement programmés pour nous réveiller le jour et dormir la nuit. Nos rythmes biologiques sont synchronisés par une horloge située au centre du cerveau. Cela permet de suivre les jours, les nuits et les pauses entre les deux. Cette horloge régule toutes les autres horloges corporelles à l'intérieur de nos yeux, de notre peau et d'autres tissus. C'est ce qu'on appelle le rythme circadien.

Le jeûne est censé améliorer la santé en alignant la période d'alimentation sur le rythme circadien. Certains pensent également qu'il est bénéfique sur le plan nutritionnel.

Vivre dans les pays européens méditerranéens conduit à privilégier les activités diurnes, les nuits plus courtes et une réduction générale du temps de sommeil. En outre, les sources constantes de lumière artificielle et les appareils électroniques empêchent le corps de se

rendre compte qu'il est temps de dormir. En conséquence, les gens passent plus de temps à regarder la
télévision ou à jouer à des jeux vidéo qu'à dormir.

En ce qui concerne nos horaires d'alimentation, notre
corps fonctionne sur un cycle de 24 heures. Pendant
cette période, nous pouvons rapidement décomposer et
absorber les nutriments des aliments que nous mangeons. Cependant, les gens respectent rarement ces
rythmes naturels. Au lieu de cela, ils choisissent de
suivre le style de vie qu'ils ont choisi de vivre. Il en
résulte souvent que les gens mangent quand ils ont
faim et non quand leur corps a besoin de nutriments.
Existe-t-il une méthode plus respectueuse du temps
que le jeûne biologique ?

Il convient de souligner l'importance des interactions sociales

Beaucoup pensent que le jeûne intermittent aide les
gens mais ce mode de vie pourrait-il être maintenu in-
définiment ? Il est essentiel de comprendre que votre
vie sociale occupe une place importante dans votre vie
quotidienne. C'est pourquoi il peut être difficile de
suivre ce régime si vous vivez dans un pays méditerra-
néen. En effet, même si le jeûne peut être très sain pour
nous, il peut pourtant nous nuire en nous empêchant de
participer à des activités sociales, ce qui finit par nous
isoler des autres sur le long terme.

Une autre question se pose : l'exercice à jeun peut-il être pratiqué en toute sécurité ? La réponse se trouve peut-être dans le fait qu'une personne qui jeûne peut avoir une faible glycémie. Les participants extrêmes étudieront cette question dans une deuxième phase de recherche. Ils pensent que s'ils passent de longues périodes sans manger, ils ne pourront pas faire d'exercice.

Les erreurs à éviter

Voici les erreurs que beaucoup de personnes font lorsqu'elles commencent à jeûner, alors faites attention à ce que cela ne vous arrive pas.

Se lancer directement dans le jeûne sans aucune préparation préalable

Avec un programme de jeûne intermittent, vous alternez les périodes de jeûne et les périodes d'alimentation. Il existe différentes méthodes de jeûne : soit vous choisissez une durée de jeûne, soit vous choisissez des repas à sauter. Certaines personnes choisissent des méthodes difficiles, comme dormir moins que d'habitude ou faire beaucoup de sport.

Il peut être difficile pour notre corps de s'adapter à de nouveaux horaires d'alimentation. Cela peut nous compliquer la tâche au point de ne pas pouvoir réussir à respecter les règles du jeûne ou, pire encore, nous amener à abandonner au bout de 2 ou 3 jours. Retarder le repas du matin et avancer le repas du soir d'une ou deux heures est un bon moyen de commencer à faire des changements. Une fois habitué à ces nouveaux horaires, nous pouvons continuer à ajuster l'heure de nos repas jusqu'à ce que nous atteignions l'horaire de jeûne souhaité.

Choisir une durée de jeûne trop longue

Le jeûne, quelle que soit sa durée, a de nombreux effets positifs sur l'organisme. C'est pourquoi il est important de trouver celui qui vous convient le mieux plutôt que d'essayer de faire celui qui dure le plus longtemps. Il existe de nombreux jeûnes différents, tels que le 12/12, le 18/6, le 24/0 ou encore celui de 48 heures. De nombreuses personnes préfèrent essayer le plus long dans l'espoir d'obtenir de meilleurs résultats.

Pourtant, un programme exigeant est toujours difficile à maintenir, sauf si vous pensez pouvoir changer facilement votre routine. Cependant, une fois que vous avez choisi une routine plus facile à suivre, vous pouvez la maintenir ou la modifier si vous le souhaitez.

Mal planifier son jeûne

Avant de commencer un programme de jeûne intermittent, il est important d'examiner attentivement le type de jeûne que vous souhaitez, les heures où vous mangez généralement, la durée de vos exercices habituels et les autres activités que vous faites normalement pendant la semaine. Cela vous permet de mieux planifier votre emploi du temps et d'éviter de faire des erreurs. Planifier à l'avance peut vous aider à être prêt à affronter presque toutes les situations. Il est important de maintenir le suivi de votre emploi du temps quotidien, ainsi que de ce que vous prévoyez de manger et si vous devez prévoir des plats préparés d'avance. Si vous avez des projets avec d'autres personnes, il est également important d'envisager ce que vous ferez si vos projets tombent à l'eau. La prise en compte d'autres facteurs importants vous aidera à y voir plus clair.

Manger sans faire attention aux valeurs caloriques et nutritionnelles

Le jeûne ne nous dit pas ce que nous pouvons manger, il prouve simplement que nous avons choisi de prendre soin de notre santé. Pour atteindre un objectif, quel qu'il soit, nous devons tenir compte de plusieurs facteurs avant de jeûner. Tout d'abord, si nous mangeons plus de calories que nous n'en brûlons dans un laps de temps plus court, nous ne perdrons pas de poids. En plus de manger des aliments malsains, la consommation régulière d'aliments transformés, riches en sucres ajoutés et en graisses trans entraîne des problèmes de santé, même en période de jeûne. C'est pourquoi il est essentiel, pour atteindre un objectif, de veiller à une alimentation adéquate lors du choix des aliments.

Créer des attentes irréalistes qui conduisent à la frustration

À long terme, le jeûne intermittent peut améliorer notre santé globale et nous aider à perdre du poids. Mais il ne résoudra pas miraculeusement les problèmes que nous pourrions rencontrer le premier jour. Nous pouvons commencer à remarquer une réduction du volume de notre estomac ou une amélioration de notre système digestif presque immédiatement. Mais il est peu probable que nous voyions d'autres effets immédiats. Il ne fait pas de miracles tout seul. Parallèlement à ce changement, d'autres choix de vie sains doivent être faits pour obtenir les meilleurs résultats.

S'attendre à des résultats prometteurs immédiats

Il est peu probable que le jeûne puisse améliorer considérablement la santé ou réduire le poids corporel en une seule journée. Même si le jeûne est entrepris avec de grands espoirs et de grandes attentes, il est possible que le jeûneur soit frustré et abandonne le protocole. Le jeûne n'est pas censé améliorer la santé comme par magie, il doit plutôt faire partie d'un changement de mode de vie à long terme. Il faut des mois, voire même des années, pour prendre de nouvelles habitudes.

Conseils pour bien débuter un jeûne intermittent

Le jeûne intermittent améliore le bien-être général de votre corps en stimulant la perte de poids.

Grâce aux périodes de jeûne, nous pouvons augmenter la quantité de calories que nous brûlons, réparer les cellules et réduire l'appétit.

Voici quelques-uns des conseils les plus efficaces pour le jeûne intermittent. Ils vous aideront à ne pas abandonner.

Demandez l'avis d'un professionnel sur vos besoins spécifiques avant de vous renseigner sur ce mode d'alimentation.

Optez pour un jeûne de quelques heures au début. Augmentez ensuite sa durée progressivement.

Lorsque vous jeûnez, programmez les heures de vos repas afin de savoir quand manger.

Le jeûne n'est pas un régime, considérez-le comme un mode de vie.

Évitez d'avoir l'estomac vide pendant les périodes de jeûne en buvant des boissons sans calories.

Essayez de garder votre esprit occupé tout au long de la journée afin de ne pas regarder constamment l'horloge. Lorsque vous pourrez à nouveau manger, essayez de faire correspondre la période de jeûne avec l'heure à laquelle vous allez vous coucher ou travailler.

Le jeûne ne doit pas être considéré comme un régime visant à nous priver de nourriture, mais plutôt comme un mode de vie sain qui améliore notre santé générale. En effet, il ne s'agit pas d'une méthode pour perdre du poids, mais simplement d'un mode de vie plus sain.

Ce mode d'alimentation permet d'améliorer la glycémie en limitant l'apport alimentaire sur plusieurs heures. En réduisant drastiquement le temps de consommation des aliments, le taux de sucre dans le sang diminue.

Les personnes qui suivent ce mode d'alimentation sont souvent soucieuses d'améliorer leurs taux de cholestérol et de triglycérides et de garder une bonne santé cardiovasculaire. Ses avantages sont notamment de rendre les artères plus saines et de favoriser la perte de poids. Il est possible de vivre plus longtemps si cette méthode est pratiquée de manière consciente et équilibrée.

Divers paramètres spécifiques doivent être respectés pour garantir un jeûne sain et sûr. Quatre facteurs clés doivent être pris en compte pour jeûner en toute sécurité. Ceux-ci ont été identifiés par des scientifiques :

- Au cours des deux premières semaines d'utilisation, des effets secondaires tels que des étourdissements, des maux de tête et des selles molles peuvent survenir. Ces symptômes sont causés par l'adaptation du corps à cette nouvelle routine. Boire plus d'eau prévient la déshydratation et soulage les maux de tête.

- Certaines personnes ont maintenu leurs exercices de haute intensité tout en jeûnant un jour sur deux. Cependant, les recherches indiquent que lors des périodes de jeûne, il vaut mieux manger après avoir fait de l'exercice.

- Pendant les jours de jeûne, il est suggéré de manger des aliments riches en fibres comme les céréales complètes et les légumes. Il est donc vivement conseillé de manger des fruits pendant les jours de jeûne, car ils sont riches en fibres.

- L'alcool ne doit jamais être consommé à jeun. Il n'est pas recommandé de boire des boissons alcoolisées pendant le jeûne.

Qui ne devrait pas suivre de jeûne intermittent ?

Les personnes suivantes ne devraient pas suivre de jeûne intermittent :

- Les femmes enceintes ou allaitantes.
- Les enfants de moins de 12 ans.
- Les personnes ayant souffert de troubles de l'alimentation.
- Les personnes ayant un faible pourcentage de graisse corporelle.
- Les études montrent que les personnes travaillant par postes ont des difficultés à maintenir des habitudes alimentaires saines en raison de leurs horaires fluctuants.
- Pendant les périodes de jeûne prolongées, il est important de prendre les médicaments avec de

la nourriture, par exemple, si vous souffrez d'hypertension.

Comme vous pouvez le constater, le jeûne intermittent est un excellent moyen de prendre soin de votre alimentation tout en incitant votre corps à brûler les graisses stockées.

Avez-vous apprécié ce livre ?

Si vous êtes arrivé jusqu'ici, je vous remercie de votre attention et j'espère que tout ce que j'ai partagé avec vous a fonctionné pour vous.

Si vous le souhaitez, vous pouvez me laisser un commentaire et une note de 5 étoiles là où vous avez acheté le livre, cela m'aidera à continuer de vous offrir du contenu de qualité.

Pour laisser un avis sur Amazon, il vous suffit d'écrire l'avis directement sur la page du livre.

Merci de prendre le temps de soutenir mon travail !

Votre avis compte vraiment beaucoup pour moi.

Déborah Cohen

Bibliographie

- Patterson RE, et al. Metabolic effects of intermittent fasting. Annual Review of Nutrition. 2017; doi:10.1146/annurev-nutr-071816-064634.

- Cioffi I, et al. Intermittent versus continuous energy restriction on weight loss and cardiometabolic outcomes: A systematic review and meta-analysis of randomized controlled trials. Journal of Translational Medicine. 2018; doi:10.1186/s12967-018-1748-4.

- Mattson MP, et al. Impact of intermittent fasting on health and disease processes. Ageing Research Reviews. 2017; Doi: 10.1016/j.arr.2016.10.005.

- Tipos de ayuno intermitente, tomado en octubre de 2022, Vitonica https://www.vitonica.com/dietas/tres-tipos-ayuno-intermitente-que-iniciarte-esta-practica

- Lucas Hatchwell Dylan J Harney Michelle Cielesh Yen Chin Koay John F. O'Sullivan Marcos Larance El análisis multimodo de la respuesta al ayuno intermitente en ratones identifica un papel inesperado para HNF4α

- Álvaro Hermida Qué hacer frente a las enfermedades inflamatorias intestinales, colitis y

Crohn https://www.alimente.elconfidencial.com/bienestar/2020-10-28/colitis-ulcerosa-enfermedad-de-crohn_2005010/

- Salud para el hígado: ¿cuáles pueden ser las consecuencias de una dieta no saludable? https://asscat-hepatitis.org/salud-para-el-higado-cuales-pueden-ser-las-consecuencias-de-una-dieta-no-saludable/#:~:text=El%20consumo%20excesivo%20de%20az%C3%BAcar,cirrosis%20hep%C3%A1tica%20e%20incluso%20c%C3%A1ncer.

- Campbell, K (2017) Hacia una mejor comprensión del vínculo entre síndrome del intestino irritable y ansiedad y depresión. Gut Microbiota For Health.

- Mearin F, Montoro M.A. Síndrome de Intestino Irritable. Intestino delgado y colon. Instituto de Trastornos Funcionales y Motores Digestivos. Centro Médico Teknon. Barcelona. Unidad de Gastroenterología y Hepatología. Hospital San Jorge. Huesca. Departamento de Medicina, Psiquiatría y Dermatología. Universidad de Zaragoza.

- Intervention to increase physical activity in irritable bowel syndrome shows long term positive effects (2015). World J Gastroenterol. Jan 14; 21-(2): 600-608

- Heiman, D et al. irritable bowel syndrome in athletes and exercise. (2008) Current Sports Medicine Reports. Volume 7 p. 100.1003.
- Feldman M, et al., eds. Gallstone disease. In: Sleisenger and Fordtran's Gastrointestinal and Liver Disease: Pathophysiology, Diagnosis, Management. 11th ed. Elsevier; 2021.https://www.clinicalkey.com. Accessed June 16, 2021.
- Gallstones. National Institute of Diabetes and Digestive and Kidney Diseases. https://www.niddk.nih.gov/health-infor-mation/digestive-diseases/gall-stones?dkrd=hispt0204. Accessed June 16, 2021.
- Cholelithiasis. Merck Manual Professional Version. https://www.merckmanuals.com/pro-fessional/hepatic-and-biliary-disor-ders/gallbladder-and-bile-duct-disor-ders/cholelithiasis. Accessed June 16, 2021.
- Rajan E (expert opinion). Mayo Clinic, Rochester, Minn. July 22, 2019.